ハワイが教えてくれた、

豊かな人生とビジネスを手に入れる方法

村瀬俊彦

医療法人社団 千友会 理事長

はじめに　私がこの本を書く理由

大学院生だったときのある夜のこと。

いつものように、好きな映画を楽しもうと、1本のDVDを手にしました。ジャンルを問わず、様々な映画を楽しんでいる私はその日も特にこだわることなく、その1本を選んだと思います。

映画のスタートとともに、ハワイの風景が映し出されました。バックに流れるのはハワイアン。ウクレレの少しかすれたような優しい音色がハワイののんびりとした空気を思い出させました。

その瞬間、私は涙を流している自分に気が付きました。普段から感情を表に出すほうではなく、「無表情」と言われてしまうことも多い私が……。自分でもあまりのことに驚きながらも、涙は次から次へと溢れてきます。

一方で、その涙の理由が私にはわかってもいました。私の心がそれほどまでにハワイを求めているのだと。

ここに住みたい

これより、ひと月ほど前のことです。

米国審美歯科学会で発表する機会があり、教授と2人でハワイに行きました。私にとって初めてのハワイでした。

空港から出た瞬間、まぶしいほどの日差しと甘い香り、ハワイという土地のもつ空気、パワーのようなものに衝撃を受けました。

「ここに住みたい」

圧倒されるまま、なぜか強烈にそう思ったことを覚えています。

もともと散歩が大好きなので、学会の合間を縫ってあちこちをひたすら歩いてまわりました。

ビーチから見える雄大なダイヤモンドヘッド。そこへ落ちる夕日のとてつもない美しさ。空の色、海の色、風のにおいからして日本とは全く違うことにいちいち感動を覚えました。

そして、ふいに飛び込んでくる日本では嗅いだことのないような甘いにおい。ココナッツオイルや外国人観光客のつけている香水なのでしょう。

そうしたものに触れるにつれ、「ここに住みたい」という思いはますます強くなっていきました。

滞在の4日間はあっという間。帰りの空港では、心底「帰りたくない」と思う自分がいました。

そうして帰国してからも、気が付けばハワイのことを考えている……、そんな生活を送ることになりました。

それが、あの夜の涙に繋がっていたのです。

ハワイからの恩恵

それから15年ほどの時が過ぎました。現在、私はEビザをもち、ハワイで技工所を経営しています。

ハワイに住んではいませんが、日本で4軒の歯科医院の理事長を務めながら、数年前は毎月のように、今は2～3カ月に一度、数週間をハワイで過ごしています。

私がどのように夢を叶えたのか振り返ってみると、不思議なことに、夢への階段のひとつひとつがハワイからもたらされたもので出来上がっているように思えてなりません。

誇張ではなく、ハワイで見たこと、聞いたこと、学んだこと、出会った人、訪れた場所、それらのどれかひとつが欠けても、今日の私にはなり得なかった。そう強く思えます。

そして、それは私だから起こったことではなく、ハワイを訪れた人なら皆、きっと同様の幸せにたどり着けると心から信じられるのです。

ハワイは想像する以上に、大いなるパワーを秘めた地です。

私がこの本を書きたいと思ったのも、私がハワイから受けた恩恵を自分1人のものにしておくべきではないと考えたからです。

私はこれまで数えきれないほどのビジネス書を読んできました。

素晴らしいものもたくさんありますが、中には「いやいや、これはあなただからできたことでしょう」と思えるものもあります。

物語としてはおもしろいかもしれませんが、ビジネス書である以上、読者のビジネスに役に立たなければ意味がありません。

読者がすぐに自分のビジネスや生活に活かせる、再現性の高い情報であるかどうか。その視点が欠けていてはビジネス書は成立しないと考えています。

この本を再現性の高いものにするために、私にはすでに様々なアイデアがあり、それに協力してくれる仲間がいます。もちろん、それもハワイを通じてできたものです。

この本ではまず、「ハワイに行ける環境の作り方」をお話しします。

日本で歯科医院を経営しながら、毎月のようにハワイに行く環境を私がどうやって作ったか。

当初は、当然ながら家族にもスタッフにも理解されず、複数のドクターに一度に辞められてしまうといった痛い失敗も経験しました。

でも、そのピンチを救ってくれたのも、またハワイであったのです。

さあ、まずはページを開いてください。

私もハワイも、あなたの仲間入りを心から歓迎しています！

［目　次］

第二章

ハワイに行くために「まわる医院」をつくりましょう……59

第一章

私が10年で
4軒の歯科医院を
始められた理由《わけ》

毎月のようにハワイに行く。多くの人たちが働いているシーズンに堂々と日本を留守にできる。

そんなことができるようになるには、まず日本での生活が安定していなくてはなりません。

歯科医師である私は、学生時代から勤務医ではなく、独立することを目指していました。自分の歯科医院を開業してからはいかに大きな医療法人にするかを考え、常に走り続けてきました。

その結果、開業から10年を待たずに4軒の歯科医院を経営するようになりました。

第一章ではまず、その背景をお話ししたいと思います。

音楽漬けの日々

歯科医師になるまで、私は人よりも多少、遠回りをしたように思います。

高校を卒業後、進学もせず、やりたいことも見つからず、ひとまず洋楽が好きだったことからＣＤショップなどでアルバイトをしていました。

父親は大学病院勤務の口腔外科医でしたが、私に歯科医師になることを勧めることもなく、「進学しない」と告げたときも、両親ともに怒りも落胆の表情も見せることはありませんでした。

自由にさせてくれる両親に甘え、私は好きな音楽にどっぷりと浸かり、楽しい時間を過ごしました。

ただ、その生活も2年が過ぎると、「そろそろ、何か本気で考えないといけないのではないか……」という気持ちが頭の隅をかすめるようになってきました。

そんなとき、母親に勧められたのが「歯科技工士」という職業でした。

「手に職をつけたほうがいい」というその言葉は妙に説得力があり、私は歯科技工士になるための専門学校に入りました。

21歳のときのことです。

23歳の予備校生

プラモデルや細かいものを作るのが小さい頃から好きだったせいか、技工士の勉強は楽しく、自分に向いていると思いました。

ところが、技工士の就職先というのは意外に少ないのです。歯科技工士になるか、義手義足などのリハビリ関係か、変わり種としては特殊メイクの世界に飛び込むか。

私の興味はエピテーゼ（事故や病気などで顔の一部を失ってしまった人のために、その欠損部に装着するためつくられるもの。義眼など）に向いていましたが、どのようなところに就職したらいいのか、迷っていました。

そんなとき、父親に言われたのが「ドクターなら自分でできるぞ」という言葉でした。

実際、技工士というのはドクターからの発注がなければ、何も作れません。対して、ドクターは患者と直に触れ合い、どういうエピテーゼが必要かを考え、患者と相談し、設計、発注します。出来上がってきたものを患者に装着するため、調節していくのもドクターの仕事です。

私としては物を作るだけでも楽しかったのですが、患者と向き合い、設計から自分でできたほうがおもしろそうだし、やり甲斐もありそうだ。

単純かもしれませんが、そこから歯科医師を目指すことになりました。

23歳で1年間、予備校に通い、翌年、なんとか東京歯科大学に入学することができたのです。

歯科医院の実態

大学を卒業後は大学院に進学。そこから開業にいたるまではまさに「バイト三昧」の日々でした。もちろん、今度はCDショップではなく、歯科医院です。

「研修医」という立場がどれほど過酷で理不尽なものであるか、テレビドラマなどでもよく描かれていますが、決して誇張されてはいないと思います。

私の学生時代、歯科は研修医期間を経ることなく、歯科医師として独立できたので、厳密には「研修医」ではありませんでしたが、厳しい経験をたくさんしました。

出勤は朝8時。そこからお昼休みが1時間半ほどあるだけで、帰宅するとすでに24時を過ぎているという、今でいう「ブラック企業」のような状態が当たり前にありました。

最終診療時間が22時という診療所では、22時直前くらいに、「歯が痛い」と患者さんが飛び込んでくることも少なくありません。

初診のため、問診票に記入をしてもらい、レントゲン撮影。麻酔をして、神経を取る処置などをして、治療。その後、説明をして、薬を渡して、会計をして……という一連の対応をすれば、23時はとっくに過ぎています。そこから片づけをして、明日の準備をして帰宅。

夜の診療は私に任されることが多く、ついてくれるのは歯科助手などのスタッフ1人だけでした。

準備も片付けもすべて自分。次の日も朝から別の歯科医院。当時、すでに結婚をしており、子供もいたので、週7でバイトをする日々でした。

若かったからなんとかできたと思いますが、「これは長く続けられる仕事じゃないな」と心底、思いました。

また、院長が黒と言えば、白いものも黒になるような歯科医院もたくさんありました。そうしたところでは、院長とドクター、スタッフとの連携が全く取れておらず、表面上は院長に従っているようで、それぞれが隠れて好き勝手なことをしていました。

忘れられないのが、架空の患者さんで予約カードを作り、院長のいない日はそれで予約を埋めてしまっていた歯科医院です。

診療時間が18時までとしたら、17時台をそうした架空の患者さんの予約で埋め、さらにはタイムカードの針を操作して、まだ17時なのにも関わらず、18時ということでタイムカードを押して皆、帰ってしまう。

売り上げを見れば、一発でわかりそうなものですが、院長もそうした確認を怠っているので一切、バレません。

辞めるときに医院の薬品などを「退職金」といって、ごっそり持って帰っている人もいました。

それぞれ、個人としては悪い人間ではないのに、集団となるとこうした不正を不正とも思わず行ってしまう。私もずっと一緒に働いていたら、そういうことを疑問にも思わなくなってしまうのだろうか。ならないとしても、それはそれで孤立無援、難しい状況になっていくだろう。

加えて、そうした環境に関してだけなら、まだ我慢はできたかもしれません。しかし、当時から私は「医療は接客業である」と考えてきました。そういう体制下で、患者様に喜んでいただける医療、真のホスピタリティを提供することができるのか？　できるはずがありません。

大学病院に残るという道もありましたが、かなりの狭き門です。

こうしたことから「僕は勤務医には向かない」、それならば、「最初から自分の歯科医院をもってしまおう」と考えるようになりました。

医療人としても人としても志の低い院長、不平不満を撒き散らし悪知恵ばかり働く卑しいスタッフ、劣悪で過酷な労働環境……。

当時はこれ以上ないくらいに「最悪」と思っていましたが、経営者となった今となっては、そうした人たちや環境を実際に見られたことが最高の宝物になっています。

彼らの姿が反面教師となり、よりよい歯科医院をつくるための大きな糧になっているのですから。

大きな駐車場

初めての診療所を開院する場所を千葉県市原市にしたのは、妻の実家の近くというのが大きな理由でした。

大学で出会った妻も歯科医師です。自分1人で診療するつもりで、ユニット（診療台）も2台でスタートしましたが、妻の手を借りることになるのは目に見えていました。

そんなとき、実家が近ければ、子供の面倒を見てもらうこともできます。地の利もあるほうが何かと有利ということもあり、頭を悩ますこともなく、市原に即決しました。

土地を探すに当たって、こだわったのは「広い駐車場スペースがとれること」でした。

「車が停められないから」ということで患者様を逃がしたくない。また、車に乗ってきたのに駐車スペースがないため、近くのコインパーキングに停めざるを得なくなり、わざわざ歩かなくてはならないようなこともできる限り少なくしたいと考えました。

都心で開業するのなら、そんな心配は不必要でしょうが、市原は車社会です。駐車場を広くとり、「車で通いやすい歯科医院」になりたいと思いました。

まず、入り口を大きくしようと思ったのです。

設計士さんや同じく歯科医師である父は驚いたようですが、私の意見を尊重してくれました。そして、7台を停めることができる駐車スペースを確保したのです。

歯科医院としては画期的なことで、外から見たときも目立ったのではないかと思います。

理想の待合室

次にこだわったのは、「待合室を広くする」ことでした。

これは、バイトで行った数々の歯科医院がいい具合に「悪い見本」になってくれました。

ビルの1室など、限られたスペースの中で、経営者としてはユニットを1台でも多く置きたいと考えるでしょう。

1台違えば、売り上げも大きく変わります。

いかに診療室を広くとり、効率的にユニットを置くかに苦心する歯科医師（経営者）がいても、待合室の広さにこだわる歯科医師は少ないかもしれません。

でも、患者様の気持ちになって考えたら、狭い待合室は居心地のいいものではありません。小さな子供を連れてきたお母さんは待っている間、ずっと子供を膝の上に抱いています。

中には泣き出す子もいます。いたたまれず、子供と一緒に外で待っているお母さんを何人も見てきました。

子供に罪はありませんが、他の患者様にとっても、子供の泣き声が響く狭い待合室は快適な空間ではないでしょう。

さらには、診療室で行われている治療の音が丸聞こえです。これこそ、不快の象徴ともいえる「チュイーン」という歯を削る音などが聞こえると、自分の歯を削られているようで顔をしかめている患者様もよく目にしました。

治療自体、快適なものではないのに加え、待っている時間も不快になってしまったら、歯科医院に通う足が自然と遠のいてしまうのは無理もないことだと思いました。

自分の歯科医院では、そういうストレスをなるべく患者様に与えないようにしたい。

そう考えた結果が「待合室を広くする」というリクエストでした。

そこには可愛らしくデコレーションしたキッズルームも設け、子供ばかりでなく、お母さんにも楽しい気持ちになってもらえるよう工夫しました。

この考えはその後、分院を増やしていく際にもずっと貫いています。増築したむらせ歯科ではさらに患者様のストレスをなくすために、治療のために訪れる患者様と予防歯科に訪れる患者様の待合室を別にしました。

予防歯科は、誰でも頭では「やるべき」とわかっていても、実際には時間をつくるのが面倒くさいし、成果が目に見えてわかるわけではないので、継続させるのがなかなか難しいものです。これは大きな課題でもあります。

それを、サロンに行くような感覚で、「気持ちいいから行きたい」と思ってもらえたらどうでしょう？　いい香りがしたり、リラックスできる空間を用意しておけば、「また行きたいな」と思ってもらえるのではないでしょうか。

この狙いは当たったようで、予防歯科の患者数は年々増えていっています。

お手本はコンビニ方式

「通いやすい歯科医院」「また行きたくなる歯科医院」に並び、私が目指したのは「入りやすい歯科医院」でした。

厚い扉で閉ざされ、中の様子が外からはまるでわからない店舗はどうしても入りにくいものです。会員制や一見様お断りの店がそういう造りにするのは、「普通は入りにくいところに臆することなく入っていける」ことで、お客様の優越感をくすぐっているのではないかと思います。

対して、歯科医院は入ってきてほしいのに、なかなか入ってきてもらえないところです。

できる限り、入りやすく、ハードルを低くしたいと考え、マーケティングに関する本などさまざまなものを読み漁り、考えた結果、「コンビニ方式」にたどり着きました。

コンビニはガラス張りで中の様子が丸見えです。明るい照明で、夜などはつい吸い込まれてしまいます。

歯科医院の場合、すべて見せるわけにはいきませんが、受付は外から丸見えにすることにしました。

キッズルームも外から見えるように配置し、楽しく遊ぶ子供さんの姿が見えるようになっています。同じ子供をもつ親御さんからすると、「安心感のある医院」の演出にひと役買ってくれているように思います。

待合室もなるべく外からわかるようにしたいと思い、待っている患者様の顔などは本棚などを置いて見えないよう工夫し、雰囲気が伝わるようにしました。

その雰囲気も「病院っぽくしない」というテーマがありました。

できれば、リゾートホテルのような、明るく開放感のある空間、患者さんが気持ちよくリラックスできる空間にしたい。

そう、設計を考える頭のどこかにはいつもハワイがありました。

そんなふうに、夢と理想をいっぱいに詰め込んで、一から作り上げた自分の診療所がついに開業する。私の胸は希望に溢れていました。

船出前の出来事

２０１１年４月１日。

この日は、私にとって初めての診療所となる「むらせ歯科医院」を千葉県市原市に開業した記念すべき日です。

この20日前に、あの東日本大震災が起きました。

忘れることのできない未曽有の大災害。千葉県も震度5の揺れに襲われました。

そのとき、市原市から30キロほど離れた君津市にいた私は、急いで車を市原市に走らせました。

頭に浮かんでいたのは、幼稚園に通う長男の顔。次に、開院まであと少しのところに漕ぎつけていた診療所でした。

幸い、長男はじめ家族は全員無事、診療所も備品が2〜3個、床に落ちていた程度で「被害」といったものもなく済みました。

それよりも驚いたのは、市原の空を覆い尽くすように広がる黒い煙でした。黒煙の出どころはコスモ石油千葉製油所。揺れのために倒れたタンクから漏れたガスが引火し、大爆発を起こしたとのことでした。

診療所からはおよそ5キロほどしか離れていない場所で起こった大惨事。タンクの中に残ったガスに引火し、さらなる爆発が起こらないとも限らない状況に、周辺住民は避難を余儀なくされました。

私の診療所はギリギリのところで避難地域からは外れ、ほっとしたのも束の間、次に計画停電の話が持ち上がってきました。

原発事故による電力不足が深刻化する中、仕方のないこととはいえ、歯科医院は電気がなければ治療ができません。

「開院早々、休業になるかもしれない……」

そんな不安が頭をよぎりました。

ところが、石油タンクの火災に見舞われている地域ということで、計画停電が免除となることが発表されたのです。地震発生から11日間に渡り、空を焦がし、黒煙を上げ続けた事故でしたが、不謹慎ながらこのときばかりはありがたく思ったことを覚えています。

とはいえ、街に出れば、皆、どこか不安げな顔をしているような状況は続いていました。

それでも、この診療所は35歳になって、やっと手に入れた、自分らしく患者様に向き合える大切な場所です。中途半端な形でスタートさせる気も、ましてや開業を延期させる気も全くありませんでした。

近所のスーパーに開院案内のチラシを置かせてもらったり、新聞に折り込み広告を入れたり、スタッフと一緒に街行く人に声をかけたりと、できる限りの宣伝活動を行いました。

開院前の3日間は内覧会を行い、診療所の前を通る人にも声をかけ、院内を見て行ってもらいました。想像以上の出来栄えとなった診療所を見てほしい思いもありましたが、あわよくばそこで「予約を入れていってほしい」という気持ちもありました。

その目論見は見事に当たり、開院初日から予約でいっぱいの状態でスタートを切ることができました。

こうして振り返ったとき、震災にまつわる記憶があまりないことに気づきました。それくらい、あのときの私は初めての診療所を成功させることで頭がいっぱいだったのだと思います。

問題浮上

　まさに波瀾の幕開けにはなりましたが、経営は想像していた以上に順調に進みました。

「患者の数は決まっている」と、医療業界ではよく言われます。ある統計によると、歯科医院のある地域一帯の人口比率の0・9％が患者数の上限なのだそうで、それを複数の歯科医院で奪い合うという構図になるわけです。

　厚生労働省の調査によると、令和3年（2021）の全国の歯科医院数は約6万8000軒。蛇足になりますが、同年の全国のコンビニエンスストアの店舗数は、約5万5000軒だそうですから、「歯科医院はコンビニよりも多い」という話は誇張ではなく、事実のようです。

　そんな中、私は最初から患者様がたくさん来てくださるという幸運に恵まれました。

2023年現在、増築し、開業時に比べて2倍ほどの広さとなった本院には、1日に約120人ほどの患者様がいらっしゃいます。当時は1日に25人ほどでしたが、スタートとしては上々の結果を残すことができました。

そのこと自体は実にありがたいことではあったのですが、すぐに問題が浮上しました。

開院して2カ月もしないうちに、自分1人では患者様を見切れない状態になってしまったのです。

妻の手を借りても、まだまだ追いつかず、大学の後輩たちにも声をかけることになりました。思惑としては1～2人のはずだったのですが、「働きたい」という後輩や友人が次々に現れました。

日本の歯科医院の8割が「ドクター1人体制」という中、私のところは開院後、1年を待たずして、3～4人のドクターが常にいる歯科医院になってしまったのです。

そこで、本院の増築と、なんと2軒目の開院に向けて、早くも動き出すことになりました。そう言うと聞こえはいいのですが、「やむにやまれず」というのが正直なところです。

というのも、歯科医院の月の売り上げは「ユニット数×患者数」ということで、上限が決まっています。その売り上げをドクター、歯科衛生士、歯科助手で分け合うのです。

開院当初、2台だったユニットを4台に増やしましたが、患者様の数よりもドクターの人数のほうが多くなってしまっている状況に、「このままでは、ドクターに払うお給料が確保できなくなるかもしれない」という危機感が私を襲いました。

幸運

そんなとき、私の人生で一番とも言っていい、ある幸運な出会いがありました。

「村瀬先生にきっと合いますよ」という税理士さんの言葉に、出かけていったのが『シャラク』という歯科医師向けのライフプランニングサークルでした。

その創設者である渡部憲裕先生の教えは、どれひとつ欠けても「今の自分はいない」と言い切れるものですが、中でも鳥肌が立つほどに、私の心に響いたものがありました。

それが「歯科医院には3つしかゴールがない」という言葉です。

「廃院」「継承」「売却」

この3つしか、歯科医院にはゴールがない、というのです。

考えてみれば、年齢を重ねれば、人は誰でも働けなくなります。そのとき、「廃業」を選ぶのか、または後継者を見つけ、「継承」というゴールを選ぶのか。どちらもある意味、自然の姿といえます。

渡部先生は「この3つしかゴールがないにもかかわらず、ゴールを決めずに開業している人が多すぎる」ともおっしゃいました。

間違いなく、私もその1人でした。しかし、この言葉を聞いた瞬間、私は「売却」をゴールにしようと強く思いました。

渡部先生とこの言葉に出会うことなく、増築、2軒目へと進んでいたら、どうなっていただろうと、考えただけで背筋が冷える思いがします。

現在はそれぞれの分院で院長として頑張ってくれているドクターがいます。彼らが医院の価値を理解し、「欲しい」と言ってくれ、買って継承してくれることがゴールだと考えています。

私にできることは、彼らに「欲しい」と言ってもらえるよう、各分院の企業価値を上げ、居心地のよい組織、環境をつくること。

そのための試行錯誤は後の章で詳しくお話ししたいと思います。

大きな医療法人

やむにやまれぬ事情で増築、2軒目に乗り出したとはいえ、開業医になろうと思った学生時代から「どうせやるなら大きな医療法人にしたい」と思っていました。

ただ、実際に開業してみると、「大きな医療法人にせざるを得ない」事情をより強く感じるようになりました。

すでにお話ししたお給料の確保の他にも、1軒の歯科医院を家族規模で経営するのは、家内制手工業と大差はないと身にしみて感じていました。

まず、福利厚生をスタッフに満足に与えることができません。5人ほどしかいないところで有給休暇など好きなように取ってもらっていたら、まず日常業務が立ち行かなくなるでしょう。

そうすると、企業の魅力として、一般の中小企業には遠く及びません。求人を出しても人が集まらないことを実感したのです。

いい人材が集まるところは福利厚生がしっかりしている。福利厚生をしっかりするには、まず受け皿を大きくして、体制を整えなければならない。大きい法人を見習って大きくしていくしかないのではないか……。

そう考えていた矢先の、渡部先生との出会いでした。

さらに、「どう大きくするか？」ということも重要だとわかりました。1つの病院を大きくしていくのか、または分院を増やしていくのかで、やり方は大きく異なります。

私は分院を増やしていく方法を取ることにしました。

歯科医院を売却するとき、買い手は歯科医師です。

5億円規模の歯科医院を売却するとしたら、相手も大きな医療法人となるでしょう。そうすると、買い手はそれほど多くない。売りたくても、買い手が見つからないような状況も考えられます。

ならば、歯科医師個人を買い手と想定したほうが、はるかに分母が大きくなり、安全です。

私は「個人で買える歯科医院」をつくることにしました。

すなわち、個人で銀行から借りられる上限、1億円規模の価値となる歯科医院をつくっていこうと決めたのです。

レイアウトなどもすでに成功例をつくっていますから、コピー＆ペーストで対応できます。

後は、年1億円の売り上げを超えるためにユニットが何台必要かを計算し、「5台」という結論に達しました。

2軒目以降はすべて、この方程式に則って、つくっています。

2軒目で終わる気持ちはさらさらなく、より企業価値を高めるために、3軒目、4軒目を目指していこうと考えたのです。

また、法人化するのは節税のためでもありました。こうした生活を支える基盤となるような思考と体制が、開業1年未満で築けたことは本当に幸運なことでした。

地域の生活動線にいかに入り込むか

分院を開くに当たって、最も重要視したのは立地です。

小さい子供のいるお母さん層に寄り添う歯科医院を考えたとき、「車で通いやすい」ことは外せません。

それゆえ、本院には大きな駐車場をつくりましたが、「1億円規模の歯科医院」となると、その条件は望めません。

商業施設やビルのテナント、特にスーパーやドラッグストアなど日常的に通うところの途中、目につきやすい場所がいいと考えました。

目につきやすければ、記憶にも残りやすい。スーパーに行くついでに立ち寄ってもらえるのではないか。

ネットで買い物をすることが当たり前のことになりましたが、それで書店に行くことは減っても、スーパーやドラッグストアに行くことはなくならない。物流の限界もあるため、生きている限り人はスーパーに行く、という自信がありました。

2軒目以降は、予防歯科に特化するつもりでしたので、頻繁に通ってもらう必要もありました。

予防歯科は「痛いから来る」というのとは違い、自主性が必要になってきます。とはいえ、できるだけハードルを低くして、いつの間にか「習慣のようになっていた」という状況に落とし込みたい。

生活動線の中にあれば、歯科医院に行くことを習慣にしやすくなります。

駅の近くなどに固執しなくてもよく、自然と競争相手も減ります。これは我ながら、いいアイデアだったと思います。地方でも駅前となると、駐車場スペースは確保しづらいのです。

2軒目は若干狭いのが難点でしたが、立地としては理想に近い物件でした。ユニットを5台置けると踏み、決断しました。

後はどうやりくりして、「広い待合室」と「リラックスできる空間」、そして「キッズルーム」を作り上げるか。

試行錯誤しましたが、狭いなりにうまくいったと自負しています。

ただ、そこを優先すると自然とバックヤード、スタッフのためのエリアが後回しになります。

そこは「最大限の売り上げを確保するための設計」ということと、患者様のための空間を優先する意味を説明して、納得してもらえました。

もっとも、スタッフには「先生、私、今より太ったら、ユニットの間が通れなくなります。今でギリギリです」などと言われてしまいましたが。

大型商業施設での開院

スタッフには少々、窮屈な思いをさせてしまいましたが、２軒目は患者数の伸びが本院を超え、大成功となりました。

スーパーと向かい合うような立地であったことが最大の勝因であったと考えています。

「この勢いで3軒目も！」と意気込み、いろいろ物件を見てまわりましたが、なんと2年以上、１００軒近くを見てまわっても、なかなか理想の物件には出会えませんでした。

すでに建っている物件は見尽くしてしまい、計画中の建物や施設、開発計画そのものなどに情報のアンテナが広がっていきました。

結果的に、これが功を奏したと思います。

なぜなら、千葉市内の大型商業施設の開発計画の情報が飛び込んできたからです。

3軒目は千葉市中央区にあるイオンスタイル千葉みなとの中に、4軒目は千葉市美浜区にあるイオンタウン幕張西の中に、それぞれスーパーの目の前や駐車場の近くという好条件の場所に、開院することができました。

どちらも、千葉市の方々の生活動線に入り込むことに成功し、開業1年で年商1億円のペースに乗せることができました。

医院の名前

分院を増やしていく中で、「ゴール設定」を考えるだけで、大きく変わったことがありました。

それが「医院の名前」です。

1軒目となる本院は「むらせ歯科医院」。やはり、自分の城には自分の名前をつけたい。多くの歯科医院が院長の名前を冠していることと思います。

ただ、２軒目を考える中で、「売却」という明確なゴールを想定していた私は医院名に自分の名前を入れないことにしました。

売却するにしても、継承するにしても、私の名前ほど邪魔なものはありません。新しい院長の名前にしてもいいと思いますが、長らく地域に親しまれている医院名を変えるのはある程度のリスクがあるでしょう。

患者様にも「院長が変わったのだ」ということで動揺を与えかねず、これまで来ていた患者様が離れてしまうことにもつながりかねません。

私の名前を入れず、代わりに入れることにしたのが「地域名」でした。

これは一にも二にも「検索されやすい」からです。

たとえば、美容院を探すとき、人はどうするでしょう？　「幕張　美容院」などと、まずは探したいエリアを入力し、検索するのではないでしょうか。

医院名に地域名を入れることは、どこにある医院かがはっきりわかり、検索にも引っかかりやすくなります。

そこで、茂原市にある2軒目は「ライフガーデン茂原歯科・矯正歯科」、3軒目は「千葉みなと歯科・矯正歯科」、4軒目は「幕張歯科・矯正歯科」としました。

こうした工夫は、やはりゴールを設定したから生まれてきたものです。「ゴール設定の大切さ」は頭で考えているよりも大きな効果を生むことを痛感しています。

キーパーソン

ここまで読まれて、「どうして、開発計画の情報が入ってきたり、商業施設の中でも思い通りの場所に開院できたりするんだろう？」と思われた方も多いことと思います。

私は数々の幸運に恵まれてきましたが、このことは決して、ただの「幸運」ではなかったと自分では考えています。

私がどこから、そうした耳より情報を入手するかというと、お付き合いのある歯科の機材や材料の業者さんです。

「今度、千葉市にイオンの大型商業施設ができるらしいですよ」と、世間話のように、時期的にはかなり早い段階でそういう話が入ってくるのです。

これには2つ、理由があります。

そういう方々に、日頃から「新しい医院をつくりたいんですよ」「探しているんですが、なかなかいい場所がなくて」「どこかいい場所の情報があったら、教えてくださいね」などと話をしておいたこと。

なぜ、そんな話をするかというと、彼らが確実にそういう情報をもっていることを知っているからです。

もちろん、彼らはディベロッパーではありません。

たとえば、あるディベロッパーが、自らが手掛ける新しい施設に「病院や歯科医院を入れたい」と考えたとき。最近の大型商業施設はそうした医療機関が入っているものが多くありますが、ディベロッパー自身、医療業界にはそれほど人脈がありません。

対して、業者さんは当然ながら医療業界において幅広い人脈があります。しかも、開業の本気度や医師の人柄、そこの医院がどれだけ繁盛しているかまで、熟知しているのです。これほど、信頼できる情報源はないでしょう。

そういうわけで、ディベロッパーは業者さんに「開業する意思のある、信用できる医師はいないか」とアプローチをかけ、業者さんは日頃お付き合いのある数多くの医師の中から「これぞ」と思う、特別な医師にその情報を伝えるのです。

ディベロッパーと医師をつなぐキーパーソン、それが業者さんです。

「特別な医師」になる方法

私に早い段階で情報が入ってくる、もう1つの理由。それは、私が業者さんたちにとって「特別な医師」だからです。

複数の業者さんと取引をしたり、ネットの通販サイトで買ったりと、その都度「一番安い」ところで買う、という医院は多いと思います。

私は、開院当初からお付き合いするところを機材はA社、材料はB社とそれぞれ1社に絞りました。そこよりも安く売っているところから売り込みが来ても、断って、それぞれとだけ取引を続けています。

そういう業者さんをどうやって選んだか。

実は、それも悪夢のバイト時代に培われたものでした。

バイト時代、いろんな会社の営業さんと話をする機会がありました。感じのいいところ、悪いところ、愛想はよくないけれど困ったことがあるとすぐ来てくれるところ。

不思議なもので、個人としてそうなのではなく、「会社」の雰囲気、カラーのようなものを感じました。

その中で対応もよく、私と「合うな」という会社の方と仲良くなり、「自分が開業したときはここと取引をしよう」と決めていたのです。

1社とだけ取引をして、毎月、その会社にたくさんのお金を確実に落としていくと、自然とプライオリティが上がっていきます。

新型コロナウィルスが流行り出した当時、医療用アルコールが品薄になったことを覚えていらっしゃる方も多いと思います。

一般の方でも感じるほどですから、医療業界の危機感たるや大変なものがありました。

日本から医療用アルコールそのものが姿を消したのではないかと、私の周りの多くの医師が悲鳴を上げる中、私のところは変わらず、アルコールやグローブを入手できていました。

業者さんがうちに必要な分をストックしてくれていたからです。毎月、どれくらいのアルコールやグローブなどの消耗品が必要かわかっているからこそ、できた対応だと思います。

人として付き合う

もちろん、最初からそういうことを狙って1社に絞ったわけではありません。純粋に「いい会社だな」「こういうところと長く付き合っていきたいな」と感じたからでした。

開業当初、うちの担当になったのは新人営業マンでした。

新人といえども、私が感じた会社のいいところをしっかりと感じさせてくれる人でしたが経験が少ない分、甘いところも目につきました。

たとえば、消耗品のストックがなくなってしまい、慌てて注文をしているスタッフを見かけたとき。私のスタッフは新人くんにこう言いました。

「医院の消耗品はイレギュラーになくなるものじゃない。注文されたものがどれくらいでなくなるのかはだいたいわかる。そういうことを把握しておいて、こちらが頼み忘れていたとしても、『そろそろ切れる頃だな』と持ってくるのがいい営業マンだよ。要求的には高いかもしれないけど、君だから頼む。こちらが何をすれば喜ぶかを考えて動いてほしい」

その他にも気が付いたことは伝えるようにしました。厳しい取引先だったと思います。

けれども、彼はへこたれず、その要求に応えて成長してくれました。

その会社は営業マンが「育ったな」と感じると、うちの担当を新人営業マンに交代させるようになりました。そして、うちを担当していた人たちは皆、主任クラスへとどんどん出世していくようになりました。

できれば、気心の知れた人に長く担当してほしいものですが、彼が新たなステージへ向かう姿と、新しい人との出会いやその成長が日々の楽しみになっています。

何より、その会社との信頼関係が深まっていくのを感じるのです。

バイト時代、業者さんに偉そうに接するドクターをたくさん見てきました。「ひどいな」と思うことも度々でした。

業者さんも業者さんで「どうしてそこまで低姿勢でいなくてはいけないないのかな」と思うことも多々ありました。

業者さんはドクターをよく接待ゴルフに誘います。私は偉そうな態度をとらないことはもちろん、接待にも一切乗らないと決めていました。

人間関係を深めるために「接待」はいりません。

うちでは、従来のゴルフ接待のような院長だけが愉しむような型にハマった

「接待」ではなく、業者さんとスタッフ大勢が対等に楽しめるように、サバイバルゲームやバーベキューで親睦を深めています。

私としては業者さんは「取引先」ではなく、一緒に成長していく仲間なのです。分院が増えることは、注文数が増えること。業者さんにとってもいいことです。御縁があって、一緒に仕事をしているのだから、その分、儲けていただく。

私の思いが「気持ち」だけでなく、実績であることは十分にわかっていただいているように思います。

新たな開業の意思があり、実績もある。勢いもある。何より「人として信頼できる」と思ってもらえること。

普通のことをしていたつもりでしたが、気が付けば私は「特別な医師」になっていました。

こうして振り返ってみると、いつも前向きな言葉を人に伝えていたことが、幸運を引き寄せてきたように思います。

ライフプランニングサークル『シャラク』の渡部憲裕先生を紹介してくださった税理士さんにも「分院を増やしたい」「大きな医療法人にしたい」と、いつも夢を語っていました。

もちろん言葉だけでなく、「きっと実現させるだろう」と思わせる実績がなければ意味がないのでしょうが、前向きな言葉や姿勢は新たな扉を力強く開けてくれる、原動力になるように思うのです。

第二章

ハワイに行くために「まわる医院」をつくりましょう

医院の企業価値

分院を増やしていくのと同時進行して、私はハワイで技工所を始めるために、毎月のようにハワイに飛んでいました。

そのとき、多くの方に尋ねられたのは「複数の診療所を経営していながら、よく毎月、ハワイに行く時間が取れますね」ということでした。

たしかに、分院が増えたり、年商が多くなったりすればするほど、忙しさも増すでしょう。そういう環境にある方からは「お金はあるけれど、使う暇がない」という贅沢な悩みもよく耳にします。

忙しく、仕事は充実している。お金もある。でも、自分の時間がない。

それで、豊かな人生と言えるでしょうか。

かく言う私も始めから、そんなことを考えて動いていたわけではありませんでした。

ただ幸運だったのは、渡部先生からの学びで、分院の「ゴール」を明確に念頭に置くことができたこと。よりよい売却、継承のために「いかにして医院の企業価値を上げるか？」という1点に思考をフォーカスできたことが挙げられます。

「企業価値の高い医院」とは、どういうものでしょうか。どんな医院ならば、高い金銭を払っても「欲しい」と思ってもらえるのでしょうか。

最新鋭の設備を備えた医院、患者様が多く通ってくる医院、優秀なスタッフを抱えた医院、などなど。

それも間違いではありませんが、私が考えるもっとも企業価値の高い医院とは「トップが変わっても売り上げが変わらない医院」でした。

私がいなくても、何も変わることなく、患者様に毎日、最高の医療とホスピタリティを提供できる医院。ドクター、歯科衛生士、歯科助手が日々やり甲斐を感じ、成長し続けることのできる医院。

そういう体制がしっかりと形成された、トップ不在でも「まわる医院」こそ、「欲しい」と思ってもらえる「企業価値の高い医院」であると、私は考えました。

私が頑張って、私がいるから成り立つ医院では価値がないのです。

多くの開業医の先生方が「俺がやらねば精神」で日々、努力していらっしゃることと思います。厳しいことを言うようですが、それでは企業価値は上がっていきません。

休む間もなく、身を粉にして働いた結果が、開業や設備投資のための借金を返せたことのみ。廃業、または継承した後、手元に残るのは贅沢をしなければ暮らしていける程度の老後の資金。

それでは、あまりにも悲しいとは思いませんか。

「まわる医院」の副産物

企業価値を高めようと、私がいなくても「まわる医院」を形成していった結果、思わぬ副産物がついてきました。

現在、私が4軒のクリニックに顔を出すのは、週に1回程度。行っても、それほど大きな仕事はありません。正直に告白すると、ほぼスタッフへの「おいしいもの差し入れ係」となっています。

そうなると、どうなるか？

自分で自由に使える時間が増えます。私はその時間をさらに上の経営を学ぶために費やすことにし、セミナーなどに頻繁に足を運ぶようになりました。

そして、それこそが私をハワイへと導いてくれるきっかけとなったのです。

もちろん、これは日々、患者様に向き合い頑張ってくれているスタッフの存在があればこその話です。

いかに、そうした人材を集め、尚且つ辞職をなるべく減らし、優秀なスタッフへと成長させていくか。日々モチベーションを高める工夫をどう凝らしていくか。「まわる医院」は、一にも二にも「人ありき」。そこは経営者の知恵と誠意が試されるところです。

まず、いかに人を集めるか、というお話から始めていきましょう。

人が集まる求人とは

「求人しても、ちっとも人が集まらない」

採用の話をするとき、よく聞く言葉です。これは一般企業と同様、歯科業界にも当てはまります。

私もその1人でした。人がなかなか集まらず、やっと採用して、戦力になってくれたと安心した頃に辞められてしまう。スタッフに辞められることがどれほどつらいことか、経営者になって初めて知りました。

採用に関わる労力や時間、コストは想像以上であり、それもつらい一因ではあるのですが、それよりも先に傷つくのです。

辞められるということは、スタッフのために「最大限のことをしよう」と考えた条件、環境を否定されたこと。それは自分自身を否定されたようにも感じられてしまいます。経営者も人間。否定されれば傷つきます。

そんなふうに、採用に苦労する時期がしばらく続きましたが、今は以前ほど苦労をしなくなりました。

1つは、給与を相場よりも少し高めに設定したことが挙げられます。

同じ職種、似たような職場環境のA社とB社があったとして、どちらかを選べるとしたら、人が給与の高いほうを選ぶのは当然のことです。

歯科助手を採用したい場合、ライバルは他の歯科医院ではありません。応募する側は一般企業などすべてのジャンルから「ここで働きたい」と思う就職先を探すのです。まず、そこでの勝負に勝たなければ、採用は始まりません。

優秀な人材は、たくさんの応募があって初めて、選ぶことができます。そもそもの応募人数が少なければ、「期待していた人材ではないけれど、人手が足りないし、ひとまず採用しよう」ということになりかねません。

そんな消極的な採用を回避するためにも、給与というのは大事なピースだと考えます。

また、採用のホームページにも工夫を凝らしました。検索しやすい、見やすいのはもちろん、うちの空気感が伝わるよう、動画を効果的に使い、優しい雰囲気になるように気を配りました。

福利厚生の壁

そうした戦略から、本院の採用は上々のスタートを切りましたが、すぐに壁が立ちはだかりました。

前述したように、採用のライバルは一般企業です。従業員数100人単位の企業ともあらゆる面で比較されます。

給与の面では勝てても、福利厚生の面ではそうした一般企業に歯が立たないことがわかりました。

人が集まる企業は福利厚生がしっかりしています。対して、私たちはどうだったかというと、たとえば有給休暇は当然の権利として、用意していました。しかし、個々の希望通り、有給休暇を100%取らせてあげられるかというと、別問題でした。

まず、スタッフ5人は診療所を回す上で必要最小人数です。1日の患者数が日ごとに増加していっている中で、全員に希望通り有給休暇を取ってもらっていたら、たちまち立ち行かなくなり、患者様に迷惑をかけることになってしまいます。

分院をつくろうと思った理由として、ドクター、スタッフの給与を確保するためと前述しましたが、有給休暇は当然のこと、スタッフが急に休んでもびくともしないような、余剰人員を抱えるくらいの大きな船になりたい。厚生年金や社会保険、退職金のシステムももっとしっかりしたものを構築したい。

そのためにも、「大きな医療法人になる」という道を選んだのです。

千友会を利用する

医療法人社団千友会の採用専門のホームページには、こう掲げられています。

「皆の幸せを達成してもらうため、千友会は存在します。

言葉は悪いですが、千友会を上手に利用して、あなたの幸せを追求してほしい」

これは私の本心そのままです。千友会に来てくれる人とは、雇用主と被雇用者ではなく、「一緒に働く仲間」だと思っています。

その仲間が快適に働けて、理想の人生を送れるような環境をどうしたらつくれるのか、知恵を絞る日々が続きました。

その8つの成果はこんな形で、ホームページに記載されています。

1. プライベートを大切に！　9時出勤・18時半退社
2. 実績多数あり！　出産・育児・復職サポート
3. 緊急時でも大丈夫！　保育スタッフ在籍
4. 85万円のセミナー参加可能！　惜しみない教育への投資
5. 切磋琢磨できる環境！　たくさんの仲間（DR10名／DH13名）
6. 働くメンバーの権利！　有給取得率100％（歯科医師は対象外）
7. 当然！　社会保険・厚生年金完備
8. ハワイに院長経営の技工所あり！　ハワイへの研修旅行

働き方改革が実施され、ブラック企業などは生き残れない時代となりました。

千友会はそれ以前から、社会労務士のプロフェッショナルな視点からもアドバイスをいただき、労働基準監督署がいつチェックに訪れても問題のない労働環境を構築してきました。

千友会では「残業なし」は当たり前、さらにその人の「今」にあった勤務スタイルを提案しています。

それは「長く一緒に働いてもらうため」です。

たとえば、ある企業で経験を積み、その経験とスキルを武器に、より高い報酬をもらえるところへ転職していく、というキャリア型の働き方があります。

ところが、歯科医師をはじめ歯科医療従事者にはそれがないのです。医院を移ると、また一番低い給与額からスタートすることになる。なぜか、前職での経験が考慮されない環境となっています。

そうした歯科医療従事者は長く1つのところにいて、キャリアを積み、それに見合った報酬をもらうという働き方が適しているのではないか。なるべく長く、うちで働いてほしい。

そう考えたとき、小さい診療所では正直、給与が上げづらいのです。仕事もその人の経験やスキル、反対に衰えていく体力に見合うものを与えられないことが多い。毎日、同じことの繰り返しにもなってしまいます。

それを打破するためにも、分院を増やしていかなくてはならないと思いました。分院を増やし、ドクター、スタッフの人数を増やせば、仕事のバリエーションも増えます。

50代、60代のドクターには教育係になってもらったり、患者様のカウンセリングを受け持ってもらったりしてもいい。人数を増やせば、そうした年齢に応じたステージを提供することができます。

人数が増えたことで、スタッフの急な休みや退職にも無理なく対処することができるようになりました。

分院同士が連携し、労働環境は格段によくなっていっています。

提唱している「千友会を利用して、あなたの幸せを追求してほしい」が形になってきているのを感じています。

保育スタッフ常駐

キッズルームがある歯科医院は増えてきているように感じますが、「保育スタッフが常駐している」というのはまだまだめずらしいのではないでしょうか。

これは「予防歯科」というジャンルに特化していこうと決めたことで生まれたアイデアでした。

医院の企業価値を上げていくためには、私がいなくても大丈夫な体制を構築すること、年間の売り上げを着実に上げていくことが必須でした。

売り上げを上げるには、患者数を増やすことです。

とはいえ、ユニット数も決まっていれば、1日の診療時間も限られています。その中で患者数を増やすにはどうしたらいいのか？

処置にかかる時間が長くなる患者様よりも、短い患者様を多くすればいいのです。

「そんなことができるのか？」と思われますよね。

それを可能にするのが、予防歯科でした。

予防歯科に力を入れると、処置に長時間を要するような症状になる前、ほんの数分の処置で済むような段階で治療することができます。

ドクターの負担が減り、患者数が増え、売り上げが上がる。一石三鳥のアイデアです。

ただ問題は「予防歯科の患者様は突然、現れるものではない」ということでした。

日本人にはまだまだ「予防歯科」の考えは浸透していません。残念ながら、「歯科医院は歯が痛くなってから行くもの」のままです。

その常識を塗り替えるには、私たちが自ら患者様に予防の重要性を教育していく必要があると考えました。

最初は歯が痛いからやってきた患者さんをしっかり治療した後、「この状態をキープしていきましょうね」と予防歯科へといざないます。

朝昼晩と歯を磨いていても、「磨いている」のと「磨けている」のは別の話です。

学校でも家庭でも正しいブラッシングを教えられない日本では、ほとんどの人が歯磨きをしているつもりで、実は「磨けていない」状態です。

正しい磨き方を教え、自分がどれだけ磨けていないか数値化し、わかってもらう。磨けていないところを認識し、意識的に磨くようにしていけば、誰でも上手に磨けるようになっていきます。

ただ、それだけでは歯石などは防げず、歯科衛生士による定期的なケアが必要となります。

そうして、口腔内を定期的にチェックし、1年に1度はレントゲンを撮って異常がないか確認する。目視だけでは見つけられないものもあるからです。

このようなケアがなければ、悪くなることはあっても、よくなることはない。現状維持すらもできないということをわかってもらわなければと思いました。

歯周病という病名は一般化しましたが、それがどれほど恐ろしいものか、人の健康をむしばみ、寿命さえも縮めるものであるかを理解している人もまだまだ少ないのが現状です。

「健口創造型歯科医院」というキャッチコピーもつくり、「口内を健康な状態に保ち、それを長く維持させていくこと」の大切さを患者さんに根気強く伝えていきました。

でも予防歯科には、さらなる壁があります。

それは「予防歯科の大切さは理解していても、実際に通うのは面倒くさい」というものです。

その気持ちもわかる分、ハードルをなるべく下げられるよう、生活動線に入り込む通いやすい場所に医院をつくり、「また行きたい」と思ってもらえるようにソフト面も工夫したのはすでにお話しした通りです。

その一環に「保育スタッフの常駐」がありました。

小さい子供がいると、お母さんはなかなか外に出づらいものです。

ところが、出産後は歯の不具合に悩むお母さんが多いのです。子供のことで手一杯なのに、痛みに我慢できず、歯科医院に行く。子供を預かってくれる人がいないから、一緒に連れて行き、診療中も自分の膝に乗せている……、そんなつらい状況に置かれることも少なくありません。

でも、保育スタッフが常駐している歯科医院で、診療中は子供を見ていてもらえるとしたらどうでしょう？

これは、多くの患者様に大変喜んでいただけました。

中には、診療が終わっても、保育スタッフと話し込んで、なかなか帰らない人もいるほどです。育児についての相談はもちろん、親子ともども安心して、何気ない話ができるのも好評なようです。

利益の還元法

分院が増え、上がってきた利益をどこに投入するか、それも智恵の絞りどころでした。

頑張ってくれたドクター、スタッフの給与にまわす以外には、多くを設備の再投資につぎ込むことにしました。

開院時、最新の機材を揃えてはいましたが、医療器材は日進月歩で進化します。また、千友会のドクター、歯科衛生士は医療セミナーに積極的に参加させていたこともあり、最新機材の情報入手にも長けていて、「○○は今、使っているものよりもすごく性能がいい」などと話しているのが耳に入っていたのです。

この再投資はタイミングとしても最適で、よその医院から転職してきた新人スタッフが「これ、使ってみたかったんですけど、前の医院では買ってもらえなくて……」と、感激してくれる場面などもあったようです。

こうして最新機材に触れることで、仕事へのモチベーションが上がり、さらに新しい機材や医療への学習意欲も湧きます。

ドクター、スタッフのやる気、士気を高めるのも、理事長としての私の務めと考えています。

そんなドクター、スタッフへはさらなる利益還元もしました。それが「労働環境の改善」です。

診療時間をそれまでの20時から18時へと短くし、開院日数も減らしました。土日祝開院は患者様には好評なのですが、ドクター、スタッフ受けはやはり悪いものです。そこで、平日と土曜のみの営業としました。

無理して、日曜・祝日や長時間働かなくても、十分に利益が上がる仕組みができたのです。

仕事を終え、職場を後にしたとき、外がまだ明るいと、なんだか嬉しい気持ちになりませんか？

自分の時間を充実させることは、仕事と同じくらい大切なことです。

私自身、子供と一緒に夕食を食べられる機会が格段に増えました。子供はいつか巣立っていくもの。過ぎた時間は取り戻せません。

子供と一緒に楽しめるうちに、いかにたくさんの思い出を作るか。豊かな人生にとって欠くことのできないことではないでしょうか。

実はこの時短は私にとっても大きなメリットがありました。診療時間が長いと、シフトも早番、遅番と2チーム制で考えなければなりません。早番ばかり、または遅番ばかりにならないように考えながら、毎月、シフトを組み立てるのはひと苦労でもありました。

時短にしたことで、全員が同時刻に出勤、退勤できるようになり、シフトを考えなくてもよくなりました。これにより、驚くほど楽になりました。想像以上に頭と気を使っていたのかもしれません。

また、ドクター、スタッフのための積み立てもできるようになりました。

医療法人は株や不動産など利益が出る投資活動は禁止されていますが、保険の積み立ては可能です。

ソニー生命に、海外の社債を使って運用してくれる保険があり、それを皆の退職金のために1人につき、月5000円積み立てています。給与からの天引きではなく、千友会の負担です。

ありがたいことに、リーマンショックやコロナ禍にも負けずに運用されており、高校を出て、千友会に入社し、55歳くらいまで働いてくれた人には大企業に負けない程度の退職金が払えるようになっています。

私としてもうれしい限りです。

辞めさせない工夫

このように、快適な労働環境のために知恵を絞り、工夫を続けていても、人は辞めるときには辞めていきます。

お話しした通り、辞められるたびに少し傷ついている自分がいましたが、今では「仕方のないこと」と思えるようになりました。

でも、採用もその後の教育にもお金がかかっています。なるべくなら、辞めてほしくない。短期間で辞める可能性があるのなら、最初にその芽は摘みとっておこうと考え、始めたことが2つあります。

1つは「数年先の給与まで提示する」こと。

面接のとき、「今年は○万円、来年は△万円、再来年は□万円。その先は法人の売り上げによって変わり、売り上げがよくなかったら、上げられません。ですが、働きぶりの評価により、今提示した金額よりも上がることもあります」と、正直に、具体的に金額を伝えます。

数年先まで提示することによって、うちで働く自分の姿がしっかりとイメージできるのではないか。それにより安心して、うちで働く決断をしてもらえるのではないかと考えています。

もう1つは「1日仮採用」です。その名の通り、丸1日、実際に働いてもらい、続けていけそうか、判断してもらいます。

これを導入したきっかけには、ある分院の開院に合わせて採用したスタッフに1カ月後、1人を残して辞められてしまったという痛い経験がありました。

他業種から入ってきたため歯科業界そのものに馴染めなかったり、開院という何もかもが新しい環境に疲れてしまったりと、それぞれに理由がありましたが、「1日仮採用」を体験してもらっていたら、そんなことにはならなかったのではないか、と思います。

こちらとしては、面接でなるべく詳しく説明しているつもりですが、やはり現場に立ち、働いてみると「思っていたことと違う」ことがいくつも出てくるのは、ある意味、当然でしょう。

それが自分にとって、許容範囲であるか、そうでないのか、見極めてもらうのに「1日仮採用」は、いいシステムなのではないでしょうか。

スタッフにもいつも通りに働いてもらい、仮採用さんに素顔の職場を体験してもらっています。こうしたマッチングは非常に重要です。

ここまでお話ししてきましたが、実は私は採用には直接関わっていません。

歯科医院に行くと、受付はじめ、若いきれいな女性ばかりで、「きっと院長の趣味で選んでいるに違いない」と思われたことが皆さんも一度や二度、あるのではないでしょうか。

それは本当の話であることも多く、バイト時代にはすでに「自分が開業したときは絶対にそんな採用はしない」と心に決めていたのです。

また、スタッフは理事長である私と働く時間よりも、スタッフ同士で働く時間のほうが圧倒的に長いのです。

「この人となら働きやすそう」と思う人をスタッフ自身で選んでもらったほうが仕事もスムーズに進み、現場が和気あいあいとするはずです。

また、女性が多い現場のマネジメントにおいて、男性はできることが本当に少ないと感じています。女性の気持ちも体調面も頭では理解しているつもりでいても、実際にはよくわからないのが正直なところです。かといって、直接尋ねるのは憚られるような、デリケートな問題が多いのです。

さらに、女性スタッフ同士のちょっとしたいざこざや感情のしこりのようなものにいたっては、全くのお手上げ状態となってしまいます。

中途半端に口を出すよりは、それらを理解して、正しく通訳してくれる人を配置したほうが賢明です。うちの場合は、妻がそれを担ってくれています。

千友会ルール

千友会の全ての医院では各自で「仕事全般マニュアル」と「助手マニュアル」を作っています。朝、出勤してから退勤するまでの仕事の流れ、個々の仕事の手順が今日入った新人でも見ればできるように詳しく書かれています。

「まわる医院」をつくるために、どうすれば機能的に能動的に人を動かせるか、考えた末のアイデアです。

そのマニュアルの冒頭に掲げられているのは、「千友会ルール」です。

「千友会ルール　～皆が働きやすい職場作りに協力すること～

①まず、相手を思いやること

②うちのスタッフの悪口もしくは悪口と勘違いされる言動はしないこと

③スタッフ間に上下関係はありません

④失敗や間違いを責めてはいけません。何回か教えてあげてください

⑤常に変化を恐れず、向上心を持つこと
⑥頑張っている人や頑張ろうと思っている人の出鼻をくじかず応援しましょう」

マネジメントにおける数々の失敗を乗り越え、そこで学んだ大切なことを掲げています。大勢が一緒に働く現場では欠かすことのできないことばかりです。

毎朝の決まりごと

「仕事全般マニュアル」には朝、出社してからやるべきことがすべて記載されています。

たとえば、こんな調子です。

- 朝一番に出社した人は、寒天ウォーマーとポットの電源を入れてください
- 毎朝、来た順でくじを引きます

・数字なしを引いた人は、手が足りない場所のお掃除
・2階の掃除当番と訪問当番は、くじを引きません
・朝イチでやらなきゃいけない仕事があり、掃除ができない方もくじは引いて、そのことを朝のミーティングでお知らせください
・フィルター清掃（主に月曜）はドクターもお手伝いお願いします

〈掃除くじ内容〉
①ワッテの補充（各チェアーのアルコール綿用も）
②ユニット、キャビネットの拭き掃除と審査セット準備
（ユニットはトレーシー、足下やモップでは届かない床は雑巾）
③モップ清掃　受付↓コンサル室↓待合室（椅子はどかして）↓
廊下↓レントゲン室
プロフィラキシスマスター洗浄

④前日のトレー洗い
⑤診療室の棚拭きと、スタッフ用の階段掃除（雑巾で拭くときれいです）
⑥フェイスガード洗い（傷つかないようティッシュで拭く）と、
アルコール補充
⑦キャビネットの中の補充（ピンセット、麻酔、サニーチップ、咬合紙など）。
DHのチップやブラシの補充（クリアケース5個分）
⑧鏡拭きと、スタッフ用トイレ掃除。グローブとマスクの補充と、
在庫確認と発注。

わかりづらい専門用語もありますが、毎朝どんなふうに清掃をしているかはおわかりいただけることと思います。
こうしたシステムにする前は、たまたま待合室を掃除したら、それから毎朝、待合室を掃除する担当になってしまった人、トイレ掃除ばかりになってしまった

人、反対に「もう掃除するところがない」と何もせずにいる人などと差が出てきてしまい、不公平感がありました。

その不満を伝えてきたスタッフに妻は「では、公平に掃除場所が決まる仕組みを自分たちで考えてください」と言ったそうです。

そこでスタッフが考えた結果が「毎朝、役割をくじで決める」というものでした。

以来、不公平感はなくなり、患者様にも褒められるほど行き届いた掃除が行われています。

最大の危機

振り返ると、幾度もピンチをチャンスに変え、改善、成長を続けてきたことがわかります。

中でも大きいのが千友会の特長といっていい「チーム医療」です。

歯科医院では普通、「担当制」といい、患者様のAさんは○先生の担当、Bさんは△先生の担当と決まっています。患者様が予約をするときも「○先生でお願いします」と指名をしてきます。

ところがうちはドクターも歯科衛生士も歯科助手も毎回変わり、指名もできません。

始めた当初は「○先生が腕がいいと聞いて来たのに、違う先生になるならもう来ない」というクレームも出ました。でも、最初にチーム医療のメリットを丁寧に説明することで納得していただけるようになりました。

こうした方針は今でも同業の人たちに「変わったことをやるね」「うちでは無理だな」などとめずらしがられています。

うちがなぜ、そんなチーム医療体制に踏み切ったか。これも最大の危機といっていい、やむにやまれぬ事情の中で生み出された苦肉の策でした。

２０１６年、分院長を含む５人のドクターが次々に辞める事態が起こりました。理由は様々でしたが、前年、ハワイに技工所をオープンさせるため、毎月のようにハワイに行き、日本を留守にしていた私への不満もどこかにあったように思います。

さらに同時期、女性のドクター、歯科衛生士７人が産休に入ることが決まっていました。産休ですから、１年以上は戻ってこられません。

合わせて12人が抜ける穴をすぐには補充できず、当面は残ったメンバーでこれまでと同じ数の患者様に対応していかなくてはならなくなりました。

具体的には、これまで２〜３人のドクターで対応していた患者数を１人で診療することになります。

果たして、そんなことができるのか？　ぞんざいな処置になったり、ミスが起きてしまったりはしないか？

不安は尽きませんでしたが、歯科衛生士や歯科助手ができる範囲のことは最大限引き受け、ドクターの負担を減らす方法はないか考えました。

そこで考え付いたのが

・ドクターは治療に専念（症状により、制限時間を設定）

・ドクターの処置後は歯科衛生士が引き継ぐ

・患者様への説明は歯科助手が担当

という方法です。

ドクターもスタッフも当然、戸惑い、不満も聞かれましたが、今、うちが置かれている状況と患者数と売り上げを維持するためにはこの方法しかないのだということを丁寧に説明しました。

中でも、通常業務に加え、これまでやったことのない説明業務を担当することになった歯科助手は不安もあり、不満も大きく膨らんだことと思います。

そこも「今は医院がピンチだから、皆の力を貸してほしい」と、妻が正直に話し、納得してもらうことができました。

チーム医療

患者様を効率よく診療していくことは担当制ではできません。担当制では、人気のあるドクターに予約が集中してしまい、比較的、手の空いているドクターが出てきます。

裏の話をしてしまうと、人気のあるドクターが本当に腕がいいかは保証できません。患者様にはドクターの技術を判断する術がないからです。

大抵は「痛くなかった」「優しかった」「感じがよかった」といった、ふわっとした口コミで人気の差が出ているように感じます。

専門性の高い、難しい処置はもちろんありますが、そうしたものには手を出さず、大学病院の口腔外科のドクターに定期的に来てもらうことにしました。患者様が眠るような麻酔をするときは麻酔科のドクターに来てもらい、インプラントも専門医に来てもらう形にしました。

チーム医療で当たるのは、ベテランがやっても、研修医がやっても大きな差は出ないレベルの処置です。これが実は診療所では一番多いのです。

こうして、チーム医療制に切り替えたところ、メリットがたくさんありました。患者様1人につき所用時間30分という体制ができ、患者様をお待たせすることも少なくなりました。「予約をしていても、病院は待って当たり前」という悪しき習慣は、千友会ではもう過去のものです。

患者様にとっては、担当制だと人気のあるドクターの予約がなかなか取れないというジレンマがあったように思いますが、チーム医療制では希望の日時に予約を入れやすくなったと思います。

また、これも患者様にとっていいことですが、次に担当したドクターに「下手だな」と思われないように、処置をより丁寧にするようになったように感じます。これまでよりも短い時間でそれを行うため、緊張感が変わります。

あってはならないことですが、担当制ではミスをしたときに報告をせず、1人でなんとかしようとするドクターもいます。それでなんとかできればいいのですが、大抵は失敗します。それは医院にとっても、何より患者様にとっても大きなデメリットです。

次に違うドクターが処置をすることがわかっていれば、ミスは隠しようがありません。

うちではありませんでしたが、担当制の歯科医院では保険診療ではなく、自費診療を行ったドクターに対して報酬をつけることがあります。

すると、ドクターも人間ですから、保険でも十分な処置に対して自費を勧めるケースが出てこないとも限りません。また、自分がやってみたい治療を勧めるドクターもいます。

他のドクターの目が届かないところで何が行われているかはわからないものです。

患者様にとって、1人のドクターがずっと診てくれる安心感は何にも代え難いものがあるかもしれませんが、そのドクターがいつまでも診てくれるとは限りません。

長年診てもらってきたドクターが高齢になって引退されたとしたら、その後、いったい誰に診てもらえばいいのか？　チーム医療制はそんな心配とも無縁です。

医院にとっても、人気のあるドクターに独立されてしまい、患者様もごっそり持っていかれてしまった、という憂き目を見ずに済みます（よくある話です）。

まさに苦肉の策として出発したチーム医療制でしたが、思った以上にメリットが大きく、ドクター、スタッフが通常人数に戻ってからも、この体制は変わっていません。

全員参加セミナー

チーム医療制に加えて、もう1つ、同業者に驚かれることがあります。

それは、年間１０００万円以上をドクター、スタッフの研修費として使っていることです。中でも、お金に関するセミナーと接遇セミナーは全員参加の、とても大事にしているセミナーです。

「接遇はわかるけれど、お金のセミナー？」と、ここでも驚かれます。

日本人はお金のことを話すのが苦手な人種です。「お金のことをあれこれ話すのは下品」といった考えが根底にあるようです。

千友会で退職金資金としての積み立てを始めたとき、妻からそのことを全員に伝えてもらいました。

私としては皆、喜ぶに違いないと思っていたのですが、意外にもいい顔をしない人もいたそうです。

中には、積み立て金は給与から天引きされるものと勘違いしたからという人もいたそうですが、老後資金の２０００万円問題はじめ、お金にまつわる話に対する嫌悪感から素直に喜べない人が多かったようです。

そこで「皆にお金のセミナーを受けてもらおう」ということになりました。研修にお金をかけるのは、私や上司、先輩でなく、外部の方に教えていただくことの効果を感じるからです。

院内でも教えられることはありますが、それでは視野が狭くなりがちです。外部の、医療業界とは全く違うところから来てくださった講師の言葉は新鮮さもあり、抵抗なく、それぞれの心に入ってくるようです。

ある年のお金のセミナーでは、社会保険に加入することがどれほど大切であるか、人生100年時代において退職金がどれほど大きな意味を成すか、など、自分の人生をお金を通じてイメージしてもらえるような話をしてもらいました。

それを通じて、うちで長く働くことの有益さを実感し、安心して日々の仕事に打ち込んでもらいたいからです。

お願いしたわけではないのですが、講師の方が必ず「ここは、皆さんのことをものすごく考えてくれている会社だと思います」「この退職金は、同じ規模の他社では考えられません」といったことを話してくださいます。すると皆、素直に「ありがたいんだ」「いい会社なんだ」と思ってくれるようです。

同じことを私が言っても、納得してもらうどころか反感を買ってしまいそうで、ここでも外部の方に話してもらうことの大切さを痛感しています。

理想は星野リゾート

接遇セミナーとは元ＣＡや元ホテルマンが講師となり、ワンランク上の接客を学ぶものです。

今では医療接遇に特化したセミナーもあるようですが、接客の基本は医療現場もサービス業も変わりありません。

ドクターたちは最初、「自分たちも受けるのか」と驚いたようですが、ドクターにこそ受けてほしいと思いました。

接遇の心得があるのとないのとでは、患者様が受ける印象が違ってきます。

「医療は接客業」というのが私のモットーですが、それを言って聞かせるだけでなく、実際に体験してもらうことが肝心だと考えたのです。

結果、それぞれ腑に落ちるものがあったようで、患者様への対応が明らかに変わったドクターもいます。

もともと感じがよく、患者様からの評判がよかった女性スタッフも「これまでも患者様のことを考えてやってきたけれど、こんなふうな心遣いや言葉や表情、しぐさによるおもてなしがあることを初めて知りました」と、感動していました。

私も受けるまでは気づかないことがたくさんありました。

たとえば、スタッフに何か頼むとき、「○○ちゃん、お願い」と言うのではなく、「○○さん、お願いします」と言うようにすること。

患者様にとっては、前者は幼い印象となり不安感を、後者は教育されたスペシャリストという印象となり安心感を与えるのだといいます。なるほど、その通りだと思いました。

一流ホテルでは、お辞儀の角度や「こちらです」とお客様を案内するときの所作、笑顔や使う言葉の1つ1つに統一感があります。

接遇を徹底的に教育されたスペシャリストたちだからこそ生み出せる統一感が、その空間を極上なものに変えているのだと感じました。

一流ホテルのようにとまではいきませんが、接遇セミナーを受ける前と比べ、院内の雰囲気が上質なものに変わったことを感じます。

マスクをしたまま笑顔を伝えるにはどうすればいいのか、スタッフがお互いの顔を見ながら研究しているのを見たときは驚き、感動を覚えました。

私が理想としている企業に、星野リゾートがあります。フロント、レストラン、ベッドメイキングなど、あえて専門とせず、スタッフ全員がマルチタスクで、お客様の満足度120％を目指して、自ら考え動いていく。

歯科医院の場合、免許が必要なものがあり、全員がマルチタスクですべての業務を……というわけにはいきませんが、気持ちはそういう歯科医院でありたいと考えています。

その気持ちがドクター、スタッフにも広がっていっているのを感じると、なんともいえないうれしさで胸がいっぱいになるのです。

育てるのは「やる気」

ドクターと歯科衛生士には、最新医療、技術についての高額なセミナーにも、必要と思えば参加してもらっています。

ただ、これは全員参加とはいきません。誰に行ってもらうのがいいのか、人選が肝心となります。

行っただけでなく、その内容をしっかり吸収し持ち帰ってくれる人。それを院内で実践し、同僚たちに教え、指導していってくれる人。

若手はやる気はありますが、「指導」ということが必要になると荷が重くなります。教え方の上手な若手もいますが、ベテラン側がそれを素直に聞けるかどうか、人間関係としては難しいところです。

そういうことを加味した結果、うちでは皆が納得して指導を受けられるベテランに行ってもらっています。

ベテランとしても自分に課せられた任務と期待の高さにモチベーションが上がります。毎日、同じような処置を繰り返し、仕事におもしろみを感じなくなってきかけたところなら尚更でしょう。高額なセミナーともなれば、自分が評価されているという自信にもつながります。

そうして新たなことを学び、院内に持ち帰り、いきいきと実践している人というのは、仲間たちにとっては大いなる刺激となります。

新しい知識に触れる喜びも感じられ、「次は自分もセミナーに行きたい」というやる気につながります。

この「やる気」をいかに出してもらうか、その機会をできる限り与えるのが理事長としての大きな役割だと思っています。

1人のやる気は集団へと伝播していきます（そこで足を引っ張る人がいる集団は要注意です）。やる気は活気となり、患者様へも伝わります。

経営者や中間管理職をターゲットにした書籍に外せないテーマとして、「部下の育て方」がありますが、目標のために何をすべきか、自分の頭で考え動ける人間になってもらうにはやる気を育てることが一番なのではないかと思います。

全体会議

あるとき、歯科助手チームが「全体ミーティングをやらせてください」と言ってきました。

助手が今、どんなことを考えて、どう頑張っているのかを歯科衛生士チームに伝えたいとのことで、早速、全体ミーティングが開かれることになりました。

結論から言ってしまうと、これは大変有意義な時間となりました。

衛生士チームからは「助手があんなに頑張ってくれているとは思わなかった」「感動した」といった感想も出るほどでした。

これを機に、定期的に全体ミーティングが開かれることになりました。

同じ診療所で働いていても、違うチームがどんな働きをしているかは、なかなかわかりません。それぞれ自分の仕事に集中していますから当然のことですが、お互いにもっと理解し合えたら、もっとモチベーションも上がり、働きやすくなります。

そこまで意図していたかはわかりませんが、自主的に「全体ミーティングを開きたい」という空気になったこと。そういう機会を設けてまで伝えたい努力を自分たちでしたことはとても大きなことで、これまでお金をかけ、様々なセミナーを受けてもらってきたことが無駄ではなかった証明にもなりました。

「仕事全般マニュアル」「助手マニュアル」も気付けば、新たな書き込みや付箋でいっぱいになっています。

マニュアルは完全体ではない。日々改善していくものだという意識をスタッフが持っているということです。

こうしてお話ししていくと、「皆、頑張っているとそれほど頑張れない人は居づらそう」と思われるかもしれません。

単にやる気のない人は論外ですが、育児や介護があり、仕事に全力では当たれないという人にまで、やる気を強いたりはしません。

全員にやる気を出させるのは不可能です。

育児や介護中の人にはそこまで求めない。そうすると、それを見ている若い人たちに「結婚して子供ができても、ここで無理せず働けるんだ」という安心感と「それなら、頑張って長く働こう」というやる気が出てくるように思います。

失敗を隠さない

うちでは開業以来、滅菌、消毒には特に力を入れてきました。

あるとき、医療コンサルタントに来ていただき、接客や施術、滅菌、消毒にいたるまであらゆる項目を採点評価してもらいました。概ね好成績で安心はしたのですが、滅菌だけ点数が低かったのです。

細心の注意を払い、お金もかけて滅菌をしていたのですが、その方法が間違っていたのです。ショックでした。患者様にも申し訳ない思いでいっぱいになりました。

それからは年に1度、滅菌セミナーを受け、コンサルタントに評価もしてもらうようにしました。

もちろんスタッフも一緒に参加します。

人間ですから、そういう間違いや失敗はたくさんあります。大事なのはそれを隠さず、「間違えていました。ごめんなさい」と言えるかどうか。そして「皆一緒に勉強して、一緒に成長しましょう」という姿勢を見せられるかどうか、ではないでしょうか。

失敗を見せると、スタッフは助けてくれようとしてくれます。そこには共感が生まれます。

失敗を恐れず挑戦し、新しい知識や目標を共有し、一緒に成長する。大事なのは、育てることではなく、「一緒に成長していく」こと。

そんな組織で働けることは私自身にとっても幸せなことだと感じています。

そして、スタッフがこうした意識とモチベーションで働いてくれている医院は院長がいなくても何の支障もありません。

日々変わらず、最高の医療とホスピタリティを患者様に提供できる、「まわる」だけでなく、「成長し続ける医院」となっていくのです。

第三章

「まわる医院」をつくるためにやってはいけないこと

経営者が提供できるもの

ここまでお話ししてきた中で改めて、「まわる医院」をつくるのに欠かせないのが「人」であることを痛感しました。

ドクター、歯科衛生士、歯科助手、千友会では保育士、受付とすべてが大事な仲間であり、欠かせないワンピースです。

その仲間のために、私ができることといえば、「快適な労働環境」「将来の安心」「やる気を生む機会」をつくり、提供することです。

まず、「快適な労働環境」の第一の条件はブラックな要素のない、グレーも残さないホワイトな環境であることです。

労働基準法にも医療法にも一切抵触しない、安心安全な職場をつくるのは経営者としての最低限の義務です。

患者様の口腔内に触れていいのは、歯科医師と歯科衛生士のみと医療法にあるにもかかわらず、歯科助手に歯の型取りなどをさせている医院が多くあります。X線のスイッチを押せるのも医師と放射線技師のみであるにもかかわらず、人手がないとつい他の人間が「やってもいいこと」となってしまっています。

医療法が追い付いておらず、現段階で違法にはなっていないけれど、普通に考えれば「アウト」と思われる、グレーな部分にいたっては言わずもがな、な状況です。

他にも、経営者として問われたとき、「後ろめたいことは一切ない」と言い切れる環境を提供するべきと考えます。

「将来の安心」に関しては、社会保険や退職金を用意し、「ここで長く働けば、老後も幸せだな」という安心感を提供すること。

また、育児中、介護中でも無理なく働ける勤務体系。何らかの理由で一時、職場を離れたとしても、復職を温かく迎え、また活躍できる場をつくること。

先輩たちのそうした姿はこれからの世代にとって、自分の将来を重ね合わせるいいモデルケースとなります。「出産しても、こんなふうに働けるんだ」「戻ってこられるんだ」という安心感は、日々の仕事への活力となります。

「やる気を生む機会」を提供することは特に、長く働いてもらうために、必須だと考えます。

やる気のあるベテランは全体を底上げし、層の厚さを構築していってくれます。一朝一夕では生まれない、大切な「人財」です。

ベテラン、中堅、若手、それぞれの経験、スキル、体力に見合った場、自分の力を最大限に発揮でき、「評価されている」と感じられる場を提供できるのは、経営者のみです。

本当に大事な評価は患者様がしてくださるものですが、そこでも評価されるよう、マンネリやガス欠に陥らないような心配りができる経営者でありたいものです。

トッププレイヤー

経営者はスーパーマンになりがちです。経営者であり、トップ営業マンであり、経理も管理し、すべて自分の目の届くところにないと気が済まない。

「頼むより、俺がやったほうが早い」とあれこれ背負い込んだ末、「ああ、俺が3人いればなあ」と思っているような方は要注意です。特に、開業医はこれに陥りがちです。

それでは人は育たず、いつまで経っても「まわる医院」はつくれません。

ただ「まわる」のではなく、大事なのはあなたがいなくても何の問題もなく「まわる医院」であるということなのですから。

前述の3つの大切なものを提供するために、経営者にはゆとりと俯瞰が必要不可欠です。

経営者自らが、自分にブラックな働き方をさせている環境が快適なわけはなく、経営者が倒れたら立ち行かなくなるに違いない会社に将来の安心があるはずもなく、ましてや社員1人1人を観察し、個々に見合った場を提供することなどできるはずもありません。

経営者がすべきは、それらを提供し続けるために、会社をどう動かせばいいのか、5年先、10年先を見据え、舵を取ることです。

トッププレイヤーではなく、ゼネラルマネジャーであるべきだと考えています。

医院ならば、年単位での事業計画を立て、常に患者様を集めるための努力をすること。患者様が集まらないのは、経営者の責任です。

経営者のマインド

「頭ではわかっていても、任せるのが難しい」という言葉も経営者からよく聞かれます。

私は「任せると決めたら、任せる」を徹底しています。

診療所に顔を出し、暇そうにしていると（実際にやることがほとんどないのです）、忙しそうにしているスタッフから「理事長も手伝ってくれればいいのに」という空気を感じることがあります。

感じはしますが、手を出すことは一切ありません。私ばかり暇で申し訳ないという気持ちもありません。

なぜなら、そこで手を出すと、その人たちの仕事を奪うことになるからです。ちょっと意地悪かもしれませんが、「自分がやれば、もっと効率よくできるかもしれない。そうしたら、あなたがいらないことになるけれど、それでもいいの？」と、心の中でつぶやきます。

経営者が手を出さないことは、社員の雇用を守っていること。

「任せるのが難しい」「つい手も口も出してしまう」という方はこのマインドを意識してみてください。

また、これは都合のいい解釈かもしれませんが、暇そうに見せることによって、「私たちがやらなきゃ」「しっかりしなきゃ」という責任感やモチベーションのアップにつながる面もあるように感じています。

自動車部で学んだこと

かく言う私も、最初から「任せられる人間」であったわけではありません。学生時代、自動車部で主将だったとき、熱中し没頭する余り、すべて自分でやってしまっていました。

車の整備はもちろん、燃料費や遠征費など学生の部活動にしては大きなお金が動くため、それも管理する。遠征の手配など事務仕事も請け負っていました。ある日の部活動中、車を整備しながらふと周りを見渡すと、同期は何やら談笑し、後輩たちはただ手持無沙汰そうに退屈そうにしていました。

そこで初めて気が付いたのです。

皆、自動車が好きで触りたくて、自動車部に入ってきているのに、自分がその楽しみを奪ってしまっていることを。同期はすでに「村瀬がやるものだ」と諦めてしまっているようでしたし、その空気は後輩たちにも広がってしまっていました。

私は楽しみばかりか、やる気までも奪ってしまっていたのです。

「やるべきこと」は、皆に平等になくてはならない。上に立つ者はそれを考え、提供するのが務めなのだと学んだのです。

それからは、車の整備は後輩たちに任せることにしました。経験を積まなければ、人は育ちません。今いる後輩たちが育たないということは、その後に続く後輩たちも育たないということです。

その罪深さに気づくことができて、本当によかったと思っています。

とはいえ、車の整備はハンドルを握る人の命にかかわるもの。整備は任せ、大事なところは自分でチェックする。それだけで、部の雰囲気は大きく変わりました。

任せるところ、任せてはいけないところの塩梅もそこで学んだように思います。自分は熱中すると周りが見えなくなることに気づき、大事なことに当たるときはできるだけ余裕をもてる環境であるように努めました。そうして、「人に任せられる体質」を作っていったように思います。

「たまに」が基本

とはいえ、毎日出社している状況で、手も出さず、暇そうにしているのは私でも厳しいと思います。

手放し、任せるために、顔を出すのは「たまに」を基本にすること。

私の場合、顔を出すのは1週間に1度、それも数時間ほどです。

理事長は「いないのが当たり前」として、本院、分院ともそれぞれ自主的に機能しています。まさに、私なしでも「まわる医院」がすでに出来上がっているのです。

たまにしか顔を出さないことで、意外なメリットがありました。常に、第三者的目線で現場を見られることです。

患者様が不快な思いをしないように、初めて来た患者様のような気持ちで見るように心がけてはいますが、たまにしか来ないので努力をせずとも、いつも新鮮に見られるようです。

そうして見ると、医療器具の置き場所、椅子の位置など合理的になっていないところに気づくことができます。

毎日、その場で仕事をしていると、見慣れてしまって違和感を覚えないくらいのちょっとしたことですが、それを直すだけで、快適性、利便性が上がります。

そういう指摘をしていると、ドクターもスタッフも「理事長は見ていないようで見ている」「自分たちも見られている」という気になるようで、いないときよりも緊張感があるとのことです。

経営者は中にいるよりも、外で会社のためにできることをする。人と会い、学び、情報を収集し、それを会社の将来のために注ぎ込む。

顔を出す以外の時間はそう使いたいものです。

経営者がやるべきこと

最後に、蛇足ではありますが、私が考える経営者がやるべきことをお伝えしたいと思います。

●動画作成を学ぶ

黙って働く背中を見せ、後に続く者はその姿から自分で学び取っていく、そんな時代がかつてありました。時が過ぎ、マニュアルを作り、伝えるようになりました。

これからは、大事なことは動画で伝える時代です。今の若者は、文章がどんどん読めなくなっています。

それもどうかとは思いますが、経営者としてはその流れについていくべきと考えます。

●本を読む

経営者はビジネス書や自分の仕事に関する以外の、あらゆるジャンルの本を読むべきです。

本にはその道の専門家の素晴らしい知識が詰め込まれています。それを、たった1000円ちょっとの値段で、しかも数時間で自分の中に取り込むことができるのです。

私もあらゆる分野の本を手当たり次第に読んでいます。中でも、大きく影響を受けたもの、興味深かったものを巻末で紹介しています。

参考にしていただければ幸いです。

●スタッフを公平に扱う

当然かと思いきや、妻に言わせるとそうでもないようです。

彼女は男性ドクターの面談もするのですが、その際、女性スタッフに対する評価を尋ねるのだそうです。

彼女と同じ評価なら合格。しかし、大抵は「若くて、愛想のいい人の評価が高い」と言います。

男性はつい、自分に愛想よくしてくれる人、チヤホヤしてくれる人にいい顔をしがちなものです。

そうではなく「お世辞も言わず、黙々と働いている人こそ評価されるべき。そういう人にこそ『いつもありがとう』という言葉をかけてほしい」と妻は言います。

男性が女性を理解するのは不可能だから、その努力はいらない。代わりに、すべてのスタッフを公平に扱うこと。話す時間もテンションもできるだけ同じにすること。

私自身、若くて愛想がいいからと贔屓をした覚えはありませんが、この指摘をきっかけに全スタッフに公平であるよう意識しています。

●感謝を伝える

「ありがとう」は常に口にしていたい言葉です。また、いいなと思った際も素直にそのことを伝えるべきです。

たとえば、歯科助手が患者様に優しく上手に説明をしていて、患者様もうれしそうに笑顔になっているのを見たとき。後で「あの説明の仕方はいいですね」と伝えます。

日本人は褒めることに照れてしまいがちですが、一度慣れてしまうと案外、スムーズにできるものです。

感謝を伝える、相手のいいところを見つけて褒める、どちらも関係を良好にします。

●甘いものを切らさないこと。

たまに顔を出すときの必須アイテムです。

かつて、業者さんに「毎月、注文するものはストックが切れる前に持ってくるべき」と注文をつけた私ですから、甘いものが切れないよう、いつもストックがあるように心がけています。

女性の多い職場では特におすすめです。

「まわる医院」をつくるために
経営者がやってはいけないこと

- トッププレイヤーのままでいること
- 自らの職場をブラック企業にすること
- 一度任せたものに手や口を出すこと
- 会社に毎日いること

第四章

ハワイが
私に与えてくれたもの

すっかり前置きが長くなってしまいました。

これから仲間となる皆さんに、私のことを正確に知っておいていただきたいのと、試行錯誤でやってきた私の医院経営の中で、少しでも皆さんの参考になることがあれば……との思いからです。

妻やスタッフたちの「私たちが頑張っているから、やっていけているのに！」という不満の声が聞こえてきそうですが……。

リスク回避

すでにお話しした通り、大学院生時代、私は初めて訪れたハワイにすっかり魅了されてしまいました。

「ハワイに住みたい」という思いは、開業後の怒涛のような毎日の中でも少しも薄れることはありませんでした。

薄れるどころか、東日本大震災をきっかけに、「リスク回避」という面でも強くハワイを意識するようになりました。

大震災に見舞われ、再び原発事故が起こったとき、最悪の場合、健康を害することなく暮らせる場所が日本になくなる可能性もあります。

そうしたとき、住む場所がなくなった日本人を移民として受け入れてくれる国がどこにあるでしょうか。さらに、移民という立場で慣れない土地で暮らすことがどれほど厳しいことでしょうか。

そうなる前に、安心して移住できる場所としてハワイを確保する。これは家族のためにも急務のような気がしていました。

もう1つ、日本経済の変動に絶対に負けない資産作りをすることも頭にありました。

日本はかつて預金封鎖をした国です。この先、日本の経済状況が悪化した場合、再び預金封鎖という手段に出る可能性はゼロではありません。

もし、そうなった場合にも、アメリカにある口座には日本国は一切、手出しできません。自分の資産を守るために、ドルで稼いで、ドルで貯めておくことの必要性も日々感じるようになりました。

ただの憧れではなく、家族の安全と幸せを守るための現実的なリスク回避として、どうすればハワイに住めるのか、あれこれ考える日々が続きました。

デュアルライフ

そんなときに出会ったのが、『シャラク』の渡部先生でした。

先生には鳥肌が立つほど衝撃的だった「歯科医院のゴールは3つ」の話以外にも、たくさんのことを教えていただきました。

中でも、私の心に強く刺さったのが「住むところ、遊ぶところ、働くところ、納税するところは日本でなくてもいい」という言葉です。

投資のリスク分散の話の中での言葉でしたが、「なるほど」と思いました。ハワイをリスク回避の場所として、さらに強く考えるきっかけになったと思います。「行けば必ず学びがある」と、先生が主宰するセミナーにはすべて参加するうち、日本とハワイの二拠点生活（デュアルライフ）を送る不動産業の方のセミナーに行きつきました。

「ハワイに住みたい」としつつも、どう移住したらいいのか、そもそも日本での生活を切り捨ててしまっていいのか、など、具体的なプランを立てられずにいた私の目の前に、ついに手本となる人が現れたのです。

その方から教えてもらったのは、ビザには種類があることでした。恥ずかしながら、そんなことも知らなかったのです。

そもそもハワイ（アメリカ合衆国）には、住みたいからといって、住めるわけではありません。ビザのないまま、「観光です」と言って、年4～5回も渡米すると、「ビジネス目的ではないか」と疑われ、強制送還されることもあるということでした。

ビザには一般的なものとして、観光ビザや学生ビザ、就労ビザなどがありますが、私たち歯科医師に適したものとして「Eビザ」というものがあることを知りました。

申請できる主な条件として、特殊技能をもっていること、日本に法人があること、株の過半数を日本国籍者に所有されている子会社をアメリカで設立していること、現地従業員を雇用すること、などなど。

ハードルはビザの中でも一番といっていい高さですが、歯科医師免許は特殊技能であり、加えて私には技工士としての国家資格もあります。まさにうってつけだと思いました。

以前に比べ、今はビザも取りにくくなっているという話もある中、こうした情報を得られたことはとても有意義なことでした。学びの場の大切さ、そこに積極的に出かけていくことの大切さを改めて思い知りました。

米国法人設立に当たって

さて、Eビザを取るには、ハワイで何か起業しなければなりません。最初は気軽に「飲食店でもやろうかな」と考えていました。

しかし、調べていくと、ハワイの飲食業界の1年の生存率はなんと1割。これは「とてもじゃないが太刀打ちできない」と判断しました。

自分の歯科医院を地域で一番人気にしてきた私ですが、飲食業は素人です。しかも、歯科業界は国家資格で守られています。

対して、飲食業は国家資格もなく、誰でもその気さえあれば、世界中から参入することができます。リングとしての規模が違います。

自分よりもビジネスの才能豊かな人間、飲食業のノウハウも知り尽くした人間が挑戦しても、生き残れるのはたった1割の世界。

やめておいて正解だったと思います。

その後、しばらくあれこれ考えていると、また渡部先生の「闘うなら、自分の得意分野で」という言葉に行きつきました。

私の得意分野＝歯科業界です。

ただ、一から英語を勉強して、アメリカの歯科医師免許をとるという道ははなから頭にはありませんでした。

残る道は、もう1つの免許、歯科技工士です。

アメリカには歯科技工士の免許というものが存在せず、自称歯科技工士が患者さんの被せ物や入れ歯を作っていると聞きました。

そこで、専門的な教育を受けたプロフェッショナルが技工所を開設するということは、かなり大きなアピールポイントになるのではと考えたのです。

技工所探し

技工所を持てば、ビザも下ります。

ただ、私が常駐するわけにはいかないので、誰か代表になって常駐してくれる人はいないかと、まずは専門学校時代の仲間から声をかけることにしました。

狙いは当たり、案外すぐに「海外で働きたい」という後輩を紹介してもらえることになりました。

「食事でもしながら話しましょう」と、会ったその後輩は女性で、英語も話せないということでしたが、熱意とコミュニケーション力の高さが感じられました。

こちらの計画をざっと話したところ、その場で「ぜひやりたいです！」との言葉が返ってきました。

彼女と次に会ったのは、技工所を探すため。そう、もうハワイでした。

しかも「トランプインターナショナルホテルで会おう」とだけ約束していたと

いう、無計画さでした。

ハワイでは、すでに開院している歯科医院の一角を借りられないか、歯科医師を当たるところから始まりました。

技工士が1人で作業するだけなので、それほど広いスペースを必要とするわけではありません。

出発前、運よく、日本とアメリカの医師免許をもち、ハワイで開院している日本人歯科医師の記事を目にしました。面識はありませんでしたが、一か八か、その先生を訪ねて交渉してみることにしました。

我ながら、あまりの行き当たりばったりさに驚きますが、そのときは大真面目に「なんとかなる」と思っていました。

しかし、現実はそう甘くはなく、交渉は決裂。ホノルルで一から情報収集することになりました。

不動産屋を見つけては飛び込み、間借りできそうな歯科医院はないか、または技工所はないか尋ねて回る日々……。それが1週間ほど経った頃、私に1通のメールが届きました。

「技工所をお探しですか？」

連絡を取ってみると、ある技工所をデジタル化したいので、設備投資をしてくれないかという話でした。

詳しく聞いていくと、その技工所のオーナーは日本人。なんと、千葉県で一、二を争う大きな医療法人代表の先生でした。

面識はありませんでしたが、先生ご本人からも事情をうかがおうと、連絡をとってみることにしました。

すると、先生は自分の技工所がデジタル化しようとしていることも、投資してくれる人を探していることもご存じではありませんでした。

先生とハワイでの運営を任せている人物との間での意思の疎通がうまくいかなくなって久しく、経営状態も赤字が続いているとのことでした。

千葉県下で5軒の診療所をもち、カンボジア・プノンペンにも開院。さらにこのハワイの技工所も、私よりも前にオープンさせていた先生。まさに、私の手本となるべき先生との出会いに軽く興奮していると、耳を疑うような言葉が飛び込んできました。

「実は、技工所は手放したいと思っているんです」

こんな夢のような話があるでしょうか。ありがたく買わせていただき、ハワイの技工所を経営することとなりました。

しかも、この技工所はもともと日系の企業が経営していた由緒あるラボだということが後からわかりました。そのおかげで、同業者からの嫌がらせやバッシングなどを回避できたようです。

見知らぬ日本人がある日、突然現れて、新規に自分のラボを持ち、自分たちの顧客を奪っていったとしたら、それはそれは大変な恨みを買ったことでしょう。

ところが、日系のラボに新しい日本人オーナーがやってきた、となれば、反感は薄まります。そのラボが歴史も古く、由緒正しいものならば尚のことです。

この出会いは奇跡に近いほど、幸運なことでした。

ただ、技工所を探す一方で、とりあえず米国法人を立ち上げていたことも大きかったように思います。アメリカに納税をする意思があることを示し、取引先としての信用を確保できたからこそ、声がかかったのではないかと考えています。

そして、このラッキーの連鎖も「ビザを取得するため」という明確なゴールが設定されていたからこそ、道に迷ったり、まわり道をしたりすることなく、最短距離を一直線に進めたからだと思います。

アメリカ大使館

これも幸運なことに、技工所は2つのビザを所有していました。私と現地の代表となる後輩でそのビザを取得することにしました。

思いがけなかったのは、その手続きの中で、在日アメリカ大使館に面接に行かなければならなかったことです。

スーツにネクタイという正装で、緊張しつつ、大使館の門をくぐりました。

面接官は当然、アメリカ人。質疑応答も英語です。英語がまるで得意でない私ですが、申請した書類の確認ということはわかり、なんとか会話することができました。

ものの5分ほどだったと思いますが、終わるとぐったり疲れていました。

ハワイでは日本語が通じるところも多く、たまに英語を必要とする場面があったとしても、それほど緊張はしません。ハワイに暮らす人たちの優しい人柄のおかげなのか、のんびりとした空気のおかげなのか、わかりませんが、ここでもまたハワイのよさを再認識しました。

技工所を買う前と、買ってからの計2年ほどは、毎月ハワイに通う生活となりました。

買収に当たり、それまでのスタッフや取引先は引き継がないことにし、ゼロからのスタートでしたが、それがいい結果を招いたように思います。

代表である後輩がコミュニケーション能力を遺憾なく発揮し、次々に顧客を獲得していきました。

代表になって9年、今では日常英語も医学英語も完璧に使いこなしています。ハワイの歯科医師たちにとって、医学知識をもって専門的なことを話し合うことができ、納入時期もきちんと守る、さらに明るく朗らかな彼女はこれ以上ないパートナーと認識されたに違いありません。

おかげで技工所の運営も軌道に乗り、今では2〜3カ月おきに1週間くらい過ごす程度で済むようになっています。

幸せなループ

この間、幸せな出会いにもたくさん恵まれました。

北海道出身で、日本人として初めて、ハワイ州で歯科衛生士免許を取り、ホノルルの歯科医院で働く現役歯科衛生士のＭｉｅ Ｋ.Ｃｈｏｅさん。

ミエさんのことは日本の歯科雑誌を通じて知りました。ハワイの歯科業界の現状などを寄稿されていたのです。

ぜひ会いたいと思い、編集部に連絡して、紹介してもらいました。ミエさんの寄稿文自体も素晴らしかったのですが、実際にお会いしてみると、さらに深い、アメリカの歯科業界の話をうかがうことができました。

渡米して20年、働きながらハワイ大学に通い、免許を取得。２０１４年にはハワイジャパニーズ歯科協会、２０１６年にはデンタルアカデミーを立ち上げ、それぞれ代表として、日米の歯科医療の向上のために活動するパワフルな女性です。

歯周病治療やインプラントメンテナンスの専門家として、アメリカの予防歯科の話には特に刺激を受けました。

思えば、ミエさんとの出会いがその後の素晴らしい出会いに繋がっていきました。

なんといっても、ミエさんが勤務する歯科医院の院長であるマイケル・ニシメ先生を紹介していただけたこと。

ニシメ先生は1981年にホノルルで歯科医院を開業。その後、ハワイ州で初のインプラント歯科医師のディプロマを受けました。以来、インプラント学会を主宰するなど、「ハワイでインプラントといえばニシメ先生！」というほどの有名ドクターです。

日系二世であり、10代を沖縄のアメリカンスクールで過ごしました。外見はアメリカ人ですが、内面は日本人のような感性をおもちです。まったく偉ぶったところが微塵もなく、私にも礼儀正しく、優しく接してくださるなど、経歴以上に人柄の素晴らしさに魅了されました。

他にも、ミエさんを通じて、ハワイの歯科業界で働く方々の知り合いが増え、アメリカでの歯科医院の経営や保険制度についてなど、知識が一気に深まっていきました。

挑戦

毎月、ハワイに通いながら、現地の方々との交流を深め、歯科業界や医療の最新情報などを入手していた私に、ある日、渡部先生がこんなことを言いました。

「ハワイでセミナーを開けませんか？　今の村瀬さんの知識を1人のものにしておくのはもったいないですよ」

たしかに、おっしゃる通りだと思いました。

ただ、私にとってセミナーは受けるもの。自分で開催するなんて、考えたこともありませんでした。

しかも、日本ならまだしも、ハワイでというのです。

「できるかな……」

不安が募りましたが、渡部先生の言葉です。挑戦してみることにしました。

このときは初めてということもあり、現地のセミナー斡旋会社に手伝っていただくことになりました。

ハワイ大学の歯科衛生士校や歯科学会を見学でき、参加した先生方にも喜んでいただけました。

第一回としては概ね成功ではありましたが、斡旋会社に入ってもらったこともあり、「自分で主宰した」という手応えはそれほどなく、事務処理がやけに煩雑で面倒くさい、という印象が残りました。

セミナーの開催の仕方は一通り学べたこともあり、「次回からは自分で主宰しよう」と思えました。２０１７年のことです。

ハワイセミナー主宰

そんな話をミエさんにしたところ、快く協力してくれることになりました。

日本の歯科雑誌に寄稿したり、デンタルアカデミーを設立したり、日米の歯科医師のために何かできることはないか、常に考え、実行している彼女にとっても、日本の歯科医師に学びの場を提供できることはやり甲斐のあることのようでした。

日本の歯科医療は医薬品医療機器等法のため、アメリカよりも数年から、ものによっては10年以上遅れているのが現状です。技術的には決して劣らないことを考えると悔しい思いもしますが、そこにヒントがあると考えました。

現在、ハワイで行われている歯科治療は5〜10年後、確実に日本でも行われます。世界のトレンドを知っておくことで、一歩二歩先の準備ができるのです。

また、予防歯科といえば、スウェーデンを思い浮かべる人も多いと思いますが、ハワイはスウェーデンに負けずとも劣らない予防大国です。

しかも、スウェーデンよりも日本に近い。言ってしまえば、日本に一番近い予防大国がハワイなのです。

これからは日本の歯科業界もさらに予防に力を入れるようになるでしょう。ハワイの歯科業界の「今」は見ておいて損はないもので溢れているのです。

サーティフィケート

「日本の歯科医師に話をしてもいいですよ」

ある日、ニシメ先生から思いもよらない提案がありました。

インプラントの最新医療を知り尽くし、症例数も多いニシメ先生。そのニシメ先生から直接、教えていただけるとは……。

さらにニシメ先生は続けました。

「参加した医師たちには、私の学会のサーティフィケート（認定証）を出せますよ」

この言葉には飛び上がるほどに興奮しました。ただのセミナーと、サーティフィケート付きのセミナーでは、内容は同じでもその価値において格段の差がついてしまいます。

アメリカで一番大きなインプラント学会の認定証を自分の診療所に飾ることができる。ハワイまで学びを求めてやってくる日本の歯科医師たちにとっても大きなお土産になること間違いなしです。

さらには、ニシメ先生の通訳として、佐藤理一郎先生も参加してくださることになりました。

ワシントン大学卒業後、日本に戻り、岩手医科大学で学び、日本の歯科医師免許を取得。その後、アメリカとハワイ州で歯科医師免許を取り、1995年からはホノルルで開業している先生です。

外見はアメリカ人、中身は日本人のニシメ先生に対し、外見は日本人、中身はアメリカ人の佐藤先生はとてもいいコンビです。

「これは絶対にいいセミナーになる」

私はそう確信しました。

ハワイの不動産

歯科医療について、参加される皆さんにお渡しできる情報はこれ以上ないものを用意できました。

ハワイに来てもらうからにはさらに何か、有益な情報はないだろうか。

考えた結果、ハワイの不動産について、研修の時間を取ることにしました。

日本で30年前に1億円で買った家を売りに出すとします。30年も経った中古物件は要リフォーム物件として散々に買い叩かれるでしょうし、家を取り壊して更地にして、土地だけ売ったほうがまだましかもしれません。

ところが、ハワイで同じように30年前、１億円で買った家を売りに出すとどうなると思いますか？

なんと、３億円の値がつくものも少なくありません。ハワイは中古で値段が落ちないどころか、上がっていくのです。

というのも、ハワイは住居として住める場所が制限されているため、建物そのものが少ないからです。

そして「好きなところに自由に家を建てていいよ」と言われたら、一番、景観のいいところに建てたいと思うのが人間というもの。ハワイでも、景観のいい場所から家が建てられたため、築年数が古ければ古いほど、景観のいい家となります。

築60年のワンルームで２～３億円する物件を見学したことがありますが、そこは目の前が全部海でした。ウォーターフロントではなく、家にいながらオン・ザ・ビーチシーの感覚です。今、家を建てられるところで、そういう条件のところがないため、価値は下がりません。古くて傷んできたところを直して、大事に住んでいくのです。

新築マンションでも1年住んだだけで中古物件になってしまう日本と違い、ハワイでは一度いい物件を手に入れたら、値崩れすることのない資産となります。

当然、競争率も高く、いかにいい情報を早く入手するかがカギ。

そういう情報がいち早く耳に入る環境をどう構築していくのか、そのためのアドバイスや、ハワイの不動産を使った節税対策など、ライフプランニングの提案などもすることにしました。

こうした工夫の結果、コロナが流行する前は年に3回、3泊5日か4泊6日からなるハワイセミナーを開催することができていました。

高い志をもつ先生方と一緒に最新医療について学べることはもちろん、開放的な雰囲気でのバーベキューやオバマ元大統領が通う会員制のレストランでのディナーなど、そこで過ごす時間、交わされる会話すべてが素晴らしく、もてなす側の私にとっても多くのものを得られる機会となっていたのです。

早くあの時間を取り戻したい。新しい仲間に出会いたい。

私の切なる願いです。

千友会の体制を変えた出会い

ハワイで繋がった大切な御縁の1つ1つを挙げていけば、本1冊では収まらないものがありますが、ここでは特に私に大きな影響を与えてくれた方々をご紹介したいと思います。

ハワイセミナーに参加してくださった、福井県で開業しているA先生。

雑談の中で、彼の歯科医院でドクターが3人、同時に辞めたことがあったと話してくれました。

ユニットが9～10台あるような大きな歯科医院で、患者様も多く来院されます。

辞めた3人と先生の、4人で診療していたところ、3人が急に辞めてしまい、先生1人でそのピンチを乗り切ったというのです。

いったいどうしたらそんな神業のようなことができるのか？

興味津々に尋ねた私にA先生は「それは予防歯科のシステムがあったから」と答えました。

A先生は「予防歯科のシステムも学びたいなら」と、あるセミナーを教えてくれました。

それが香川県高松市にある「健康な人が訪れる歯科医院」、しん治歯科でした。「奇跡の歯医者」と言われる高橋伸治先生が院長を務め、患者数は予防のみで1万4000人、リピート率はなんと、98・7％を誇ります。

早速、高松に赴き、伸治先生にお会いして、「これは本当にすごい」と思いました。第二章で、予防歯科に特化するメリットをお話ししていますが、これは伸治先生から学んだことを実践したものです。

A先生とのハワイでの出会い、そして、そこから伸治先生に繋がったことで千友会の体制が大きく変わりました。ドクター5人が辞めてしまったピンチを乗り切れたのも、この出会いのおかげでした。

このときの伸治先生の長男の翔太さんとの出会いも大きなものでした。元技工士で、現在は事務長として、しん治歯科を大きく発展させていっています。

翔太さんの経営データを見せていただくと、その細かさ、分析力の高さに心底驚きました。

売り上げをただ確認するだけでは意味がない。そこから数字を割り出し、たとえばリピート率が下がりそうならば早めに手を打つ。一歩先の戦略を立てるためにデータを利用するべきなのだと思いました。

どうすれば、そんなふうにデータが出せるのか尋ねると、伸治先生が予防歯科について快く教えてくださったように、翔太さんも事細かに教えてくださいました。

それも、うちでもすぐに実践できそうな方法でした。この再現性の高さと効果の大きさはただごとではないと感じました。

そこで伸治先生と翔太さんに「全国で話をしてみたくないですか？」と聞いてみました。

ハワイの恩恵同様、私1人が知っているのでは勿体ない。もっとたくさんの人に教えてあげてほしいと思ったからです。

その後、伸治先生は本を出版。翔太さんはセミナーで全国を飛び回り、活躍されています。

採用のプロフェッショナル

千友会の体制を変えた出会いが伸治先生であったとしたら、採用を変えてくれたのが株式会社グランジュテ代表取締役の伊藤祐子さんです。

伊藤さんともハワイで出会いました。

セミナーに参加されていた先生に「明日のバーベキューに連れてきたい人がいるんだけど」と相談されました。

それが伊藤さんでした。

歯科医院に特化した採用コンサルティングを行い、雑誌に連載をもつなど有名人でしたので、私もすでに名前とお顔は存じ上げていました。もちろん、ウェルカムです。

伊藤さんも同時期、プライベートでたまたまハワイに来ていたそうで、こうした幸運な偶然を引き寄せてくれるのがハワイなのだと思いました。

伊藤さんはシンガポール航空に客室乗務員として勤務した後、スイス系プライベートバンクや社長秘書を経て、歯科業界の大規模医療法人設立に携わった方です。

採用コンサルティングを始められたのは、知り合いの歯科医師に後継者探しを頼まれたのがきっかけということでした。高齢で、パソコンもスマホも使えないというその先生とＦＡＸなどでやりとりをして、無事、採用にこぎつけたといいます。

その話からも、伊藤さんの人柄が伝わってくるように感じ、早速、うちの採用もお願いすることにしたのです。

そこから採用は見違えるように安定しました。

何が違うのか考えてみると、採用専用のＨＰが変わっていました。今の若い人の動向を熟知されているので、その世代に響く言葉選び、動画選びができているようです。

おかげで新卒の歯科衛生士がよく来てくれるようになりました。

また、1人辞めると、自動的に募集を開始してくれるなど、こちらの手を一切煩わせないスマートさがあります。

そこのストレスがゼロになったおかげで、スタッフが辞めることになっても、以前のように傷つかず、あたたかく送り出すことができるようになりました。

一流の情報

ハワイツアーに参加してくれる先生方の名簿を作るため、それぞれの診療所のHPを見ていたところ、驚いたことがありました。

今では歯科医院でHPをもっていないところはありませんが、2016年当時はまだ過渡期でした。

無機質で情報がただ載っているだけだったり、それも読みづらかったりと、素人くさいものがたくさんありました。

それがどの先生のHPも当時では考えられないほど洗練された素晴らしいものでした。頑張って作ったはずのうちのHPが恥ずかしくなったほどです。

その中でもひと際、素晴らしいHPを作っていた先生にハワイでお会いしたとき、真っ先にそのことを伝えました。

すると、「私ではなくて、お願いしている会社が素晴らしいんですよ」と、HPを作ってもらっている会社を教えてくれました。

そこでお願いすることにすると、まず検索率が1位になり、「HPを見て来ました」という患者様が急増しました。製作費が他の会社にくらべ割高感はありますが、それを払っても余りあるほどの成果です。

以来、ずっとその会社にお願いしています。

この一件で痛感したことは「一流の先生はもっている情報も一流」ということでした。

ハワイセミナーに参加してくださる先生方はお世辞抜きで、成功されている一流の方ばかりです。

そうでなければ、連休でもない期間に日本を離れられるわけがありません。

セミナーは航空費やホテル代が底値のときを狙うので、2月、6月、11月に開催しています。

そこへ参加できる先生方は「まわる医院」を構築し、さらなる高みを目指す先生方ばかりなのです。

ハワイの空気

そういう先生方と日本でお会いすることもできます。

ただ、ハワイで会うと一層、親しく、心の中のことをなんでも話せるような気がするのです。

東京のレストランで会っていたら、こんなに楽しく、時間を気にせず、開放的な気持ちでは話せないだろうなと、ハワイの風に吹かれ、美しいビーチを眺めながらバーベキューをしているとき、いつも思います。

先生方がそれぞれいい笑顔をされていて、その場を心から楽しんでくれているのが伝わってきます。

日本や、身近で開業している先生とは話せない経営のことやお金のことも、ここでは腹を割って話せます。妬まれることも、やっかまれることもなく、本音で話ができるのです。

ハワイの空気が心を開かせてくれ、絆を強くしてくれます。

日本に帰ってきてからも、連絡を取り合い、情報交換し、「いいな」と思えば、医院を見学させていただくこともしばしばあります。

この素晴らしい絆をもっともっと大きくしていきたい。

高め合い、成長し合える、仲間が欲しい。

セミナーを開催するたび、次に出会えるまだ見ぬ先生方の顔を想像し、胸の高鳴りが止まらなくなるのです。

経営者が
読んでおいて損はない
ブックガイド

ここでは、読書が趣味の私がこれまでに読んだ本の中で、影響されたもの、経営の参考になったものから、雑学としておもしろかったものまでご紹介します。

「村瀬はこんな本を読んでいるんだ」と眺めていただければ、幸いです。

Book GUide
1

DIE WITH ZERO
人生が豊かになりすぎる究極のルール

ビル・パーキンス（著）
児島修（翻訳）
ダイヤモンド社
2020年9月30日発行

10万部超えのベストセラー本。アメリカ在住のミリオネアによる、究極のお金の使い方や人生の戦略について指南した本。

「今しかできないことに投資する」「人生最後の日を意識する」「子どもには死ぬ『前』に与える」など、人生を豊かにするために、私たちが実践すべきルーツを９項目にわけて紹介しており、最終的に何も持たずに死ぬ（＝die with zero）ことを推奨している。

おすすめポイント

松下幸之助や稲盛和夫など、王道のビジネス書を読み漁った結果、たどり着いた究極の1冊が本書です。読んでいて、一番腑に落ちたというか、とにかく納得感が高かった本です。

アリとキリギリスの話がありますが、あの話に私はずっと違和感を持っていました。あの話では、アリはずっと働いたまま。「一体、何が楽しいのだろう?」と不思議に思っていたのですが、この本はその違和感をすっきり解決してくれました。

人は死に直面したとき、人生を振り返ると、しなかったことへの後悔が大きくなる、とはよく言われることです。

この本では「我々は必ず死ぬから、そういう後悔をしないように生きよう」と説いています。

つまり「目的なくお金を貯め込むのをやめて、今しかできないことに投資をしなさい。人生という限られた時間の中で、最大限に命を燃やしなさい」と著者は言っていて、そこにすごく共感したのです。

さらに、お金を無駄にすることを恐れて、機会や経験を逃すことはナンセンスです。逆にお金を浪費することで、人生を無駄にしてしまうことも、大きな問題があると著者は言っています。

「自分が何をすれば幸せになるか」ということを知って、その経験に惜しまずお金を使うこと。その経験の価値というものがどれくらいあるのかということを、自分で考えて信じなさい、と。

そのためには、自分の人生の中で経験したいことは何なのかということを真剣に考えなければいけない。著者は、人生で一番大切なことは「思い出作り」だとも言っています。

結局、死ぬときに最後に残るのは思い出だけだから、それぞれ自分の体験から得られる喜びをポイントで表現することから始めよう。そして最終的にはゼロで死ねと。つまりお金を残さず死ねというのが本書のテーマです。

膨大な時間を費やして働いても、稼いだお金をすべて使わないで死ぬと、人生の貴重な時間を無駄に働いて過ごしてしまうことになります。

一生懸命に５０００万円貯めても、そのまま死んでしまったら、５０００万円稼いだ分の時間は無駄になってしまいます。その時間を取り戻すことはできないし、稼いだお金を残して死ぬということは、そのお金でできていたはずのこと、貴重な経験を失うことになるということです。

さらにゼロで死ぬために、45歳から60歳の間に、資産を切り崩し始める、使い始める準備をしなさいとも、著者は言っています。

思い出に一番価値があって、自分の最後に最終的に残るものも思い出なので、なるべく思い出が残るような使い方を自分で考えていく。

自分がどれくらい生きるかなんてわからないですが、自分が可能な限り、長寿を全うすることを考えて、必要な金額を計算する。

簡単に言うと1年間にどれだけ自分が使えれば、楽しく生きていけるのかを考えてみなさいということです。

この本を読んで、私も年収にこだわらなくなりました。自分が必要最低限、使える分だけちゃんと入ってくればいいと、思うようになりました。

開業した初期は例えば「年収1億円を目指す」とか、そんなことを考えがちでしたが、今は例えば年間2000万円あれば全然問題ない、というふうに考えが変わりました。

必要以上に頑張らない。無理に「事業拡大しよう」といったことも考えなくなりました。

私たちは普段はまるで、人生がずっと続くかのような感覚で生きています。そのため、喜びを先送りして、手遅れになるまでやりたいことを我慢し、ただお金を稼ぐばかりな生き方になりがちです。

人はいつか死ぬからこそ、限られた時間の中で最大限に命を燃やす方法を考えなければいけない。

「まさしくそうだな」と思ったので、今の自分にとって大事なこと、つまり「思い出作り」について考えてみました。

私が最も大切にしたい思い出とは、子どもとの時間です。そのため、仕事の時間を減らすことにしました。今は子どもと本気で遊ぶ毎日を送っています。

Book GUide
2

LIFE SHIFT
―100年時代の人生戦略

リンダ・グラットン、アンドリュー・スコット（著）
池村千秋（翻訳）
東洋経済新報社
2016年10月21日発行

著者は、組織論学者でロンドン・ビジネス・スクール教授のリンダ・グラットン氏。人生100年といわれる現代、私たちは、人生をより充実したものにするために、生き方そのものを変えていかなければならない。ではどう変えて生きていけばいいのか？　著者は、誰もが同じ人生のステージを生きていく時代は終わったとして、ステージのとらえ方やお金との向き合い方などを通じて我々が人生とどう向き合うべきかを説く。

おすすめポイント

この本も先の『DIE WITH ZERO 人生が豊かになりすぎる究極のルール』同様、自分の働き方はもちろん、人生についての考え方を変えた本です。

私たちの父親世代では、65歳まで働いたら、後は年金で5年か10年暮らせば人生が終わるものでしたが、我々の世代はそうはいきません。人生が100年時代になっていく今後、60歳まで働いても、まだ残りが40年あります。

本書では「これまでの多くの人たちの人生がこうだったから」とか「人の一生はこうあるべき」という固定観念に囚われずに、もっと流動的に生きていいんだよ、ということを提唱しています。

とにかく、今後のライフスタイルは流動的であっていいと書かれているのです。

つまりワークライフバランスを充実させるために、例えば一時的に職場を離れて退職金をもらって、1〜2年どこかを旅してきてもいい。帰ってきたら、必要な分だけまた働くといった生き方もありだと説いています。

他にも、何か資格を取るために勉強したくなるかもしれないし、親の介護をする必要も出てくるかもしれない……。

そういう様々な人生のイベントが起きても大丈夫なように生き方を変えていかねばならない、ということが本書には書かれているわけですが、確かにそうだなと思いました。

自分自身もそうですし、自分の歯科医院で働いてくれているスタッフにとってもそうだなと実感したのです。

では自分がスタッフのために何ができるかと考えたとき、「自分の歯科医院でもそういったワークライフバランスを金銭面からサポートできればいいのでは」と思い、実際にそういう仕組みを作りました。

私の歯科医院ではできるだけ多くの退職金が出るように積み立てをするなど工夫をしています。30年働くと500万円とか、40年働くと1000万円とか、大企業並みの退職金を払えるようにしているのです。

そうすれば、何かやりたいことが出てきたとき、思い切って仕事を辞めることができますし、退職後の人生の選択肢も広がります。

この本にも書いてありますが、人生に大切なのは、有形財産よりも無形財産です。全くその通りだと思っているので、自分も含め、スタッフには、中身の濃い人生を歩んでほしい。その考え方を構築するために役に立ったのが本書です。もちろん今後もスタッフのために何ができるか考え続けていきたいと思っています。

Book GUide

3

精神科医が見つけた 3つの幸福

樺沢紫苑（著）
飛鳥新社
2021年3月15日発行

『アウトプット大全』や『ストレスフリー超大全』などのベストセラーで知られる精神科医、樺沢紫苑氏による、科学の観点から読み解く幸福になるための実用書。

　脳内ホルモンの種類や効能について、最新データやエビデンスをあげながら解説しつつ、人生を充実させるための方法を具体的にわかりやすく指南している。

おすすめポイント

幸せとは何かと聞かれたときに、すぐ具体的に答えられる人は少ないと思いますが、この本は幸せの定義を現実的かつ具体的に書いてくれています。

人が幸せを感じているとき、脳内ではドーパミン、セロトニン、オキシトシン、エンドルフィン、アドレナリンといった100種類以上の幸福物質が放出されています。

なかでも「三大幸福物質」といわれるドーパミン、セロトニン、オキシトシンはとても重要だそうです。

なぜなら、ドーパミンはドキドキするような高揚感を伴う幸福感、セロトニンは爽やか、安らかな幸福感、オキシトシンはつながり・愛情などの愛に包まれた幸福感をもたらしてくれるからです。

本書では、この3つの幸福物質を、セロトニン、オキシトシン、ドーパミンの順に放出させて、それぞれに該当する幸せ（著者はそれぞれの幸福をセロトニン的幸福、オキシトシン的幸福、ドーパミン的幸福と呼んでいます）を得ていくことが大切と説き、そのための方法を実にわかりやすく解説してくれています。

ちなみにこの放出の順番を間違えると逆に不幸になったり、メンタル疾患を抱えることになるそうです。

なぜこの順番が大切かというと、セロトニン的幸福によって得られる幸せは、心と身体の健康についての幸福なので、最も人間の幸福にとって重要だからだそうです。

次のオキシトシン的幸福も、人とのつながりや愛によって得られる幸せで、こちらも人間の幸福にとって永続的に必要なものだと本書は説いています。

最後のドーパミン的幸福は行動や努力の結果得られる幸福で、永続的には得られない幸せなので、ちょっと取り扱いに注意が必要です。

本書では、これらの3つの幸福を得るためどうすればいいのかについても具体的な方法が豊富に紹介されており、すぐに実践できそうなものばかりです。

私も実際に取り組んでみましたが、本書で紹介されている方法は、生活シーンだけでなく、仕事のシーンにも落とし込みやすく、科学的かつ再現性が高いと感じました。しかも実践するとすぐに効果があるので、職場内にも浸透させやすいのです。

幸せについてここまでわかりやすく解説してある本は他に無いと思いますので、経営者の方は、この考え方を企業内に落とし込まない選択肢はないと思います。

Book GUide
4

地方消滅
―東京一極集中が招く人口急減

増田寛也（著）
中央公論新社
2014年8月22日発行

著者は岩手県知事、官僚、第６代日本郵政取締役兼代表執行役社長兼ＣＥＯ、東京大学公共政策大学院客員教授などを歴任した政治家。人口動態の数字からさまざまな局面における日本の未来を予測しており、発行当時にも話題に。

豊富なデータから、地方に人々がとどまり、若者にとって明るい未来を持てるような社会に日本が変わるためにはどうしたらいいかの戦略を考えている。著者と各界の識者との対談も複数収録。

おすすめポイント

この本は分院を出すときに、とても参考にした本で、今もずっとそばに置いてあります。私は「数字は裏切らない」と考えているのですが、この本にはその考えを裏打ちしてくれることが書かれています。

人口動態はかなり正確な予測ができます。今の人口動態から、20年後に子供が何人生まれて、大体何歳まで生きるかということについて、おおよそ外れない予測を立てることができる。

本書では、そういったデータから日本のどこにどれくらい人口が増えて、どこの地域がどれくらい減っていくかといったことが、年代別に細かく書かれています。人口が減っていくところに診療所を建てても意味がないので、なるべくなら人口が維持されるか、できれば増えるところに建てたい。その観点から、とても参考になる本です。

Book GUide

5

多動力

堀江貴文（著）
幻冬舎
2017年5月27日発行

30万部のベストセラーとなり、映画化もされた本書。これからの時代、１つのことをコツコツ続けるような仕事の仕方は時代遅れになる。さらにすべての事柄がネットを通じて結びつくため、あらゆる業界の壁を乗り越えていく力が必要になる。その力が、自分の興味のあることだけをはしごする力＝「多動力」だと、この力の必要性を説いている。

おすすめポイント

自分のキャリアが、歯科界だけにとらわれないということを教えてくれたのが本書です。どうしても人は、1つの仕事をコツコツやるのが偉いという考えに洗脳され、囚われていると思うのですが、この本では自分がやらなくていいことはしない（＝人材は適材適所）、自分の時間を確保する（＝電話に出ない）など、はっとさせられるような言葉が多かったです。

他に印象に残っているのは、仕事を効率よく進めるためには、「レバレッジをかける・レバレッジを探すことが重要」といった話や、「レアな存在になることを意識して、複数の肩書きを掛け算する」という話です。そうすることで、自分がレアな存在になり、結果的に価値が上がるという点については「なるほど」と思い、実践しています。自分がどういうスタンスで仕事をしていくか、ということに対して、様々な示唆を得られた本でした。

Book GUide
6

シリコンバレー式
自分を変える最強の食事

デイヴ・アスプリー（著）
栗原百代(翻訳)
ダイヤモンド社
2015年9月18日発行

米国シリコンバレーのＩＴ起業家が、自らの体を実験台にして、さまざまな健康法について検証し、編み出した最強の食事方法を紹介しているのが本書。17万部のベストセラーとなり、著者自身が50kgやせたばかりでなく、ＩＱが20ポイント上がったことも話題に。バターコーヒーダイエットをはじめ、糖質オフや菜食主義などあらゆる方法が取り上げられている。

おすすめポイント

健康本はビジネス書以上に読んでいて、一番最初に読んで実践したのが、本書です。そこから健康に目覚めて、食生活を変えた結果、私自身、20キロくらい痩せました。この本を読んだことで、食べていいものと悪いものをある程度自分で選択できるようになったことが大きかったと思います。

この本に出合ってから、健康について書かれた本を多く読むようになりました。それで実感するのは、やはり人間の健康に大事なのは食事で、それが9割だなということです。いろいろ実践した結果、今は時間ではなく、自分が「食べたい」「お腹が空いた」と感じたときに食べるようしています。

健康や生き方についての本は、実生活にも役に立ちます。

Book GUide

7

銃・病原菌・鉄
1万3000年にわたる人類史の謎

ジャレド・ダイアモンド(著)
倉骨 彰(翻訳)
草思社
2012年2月2日発行

上下巻の文庫版。なぜ人類は地球上の5つの大陸で異なる発展を遂げたのかを、分子生物学や言語学など、現代のあらゆる知識を総動員して読み解いていく。著者はアメリカの進化生物学者で、本書でピューリッツァー賞を受賞。ひろゆき氏が薦めたことでも話題に。

おすすめポイント

世界史上、なぜヨーロッパが繁栄したかというと、ユーラシア大陸が東西に長かったからだ、というのが本書の内容です。

アメリカ大陸のように南北に長い土地は、温度差があるので建物も人も家畜も移動が難しい。対して、水平には気候変動がないから移動しやすい。さらにヨーロッパは家畜になる動物が多かったのと、鉄、資源が多かったから発展した。

人口密度も高かったから病原菌もたくさん発生し、その病原菌に対する免疫も出てきた。そんなヨーロッパの人たちがアメリカ大陸に行ったことで、病原菌に対する免疫のないアステカ文明などが消滅してしまった。でもこれは、単に地理の問題、環境の差だったということが書かれています。

内容としては、人生にも経営にも役に立ちませんが、「すごいことを知ったな」という読後感が残る本でした。

Book GUide

8

TraveLife
クリエイティブに生きるために旅から学んだ35の大切なこと

本田直之（著）
マガジンハウス
2015年8月27日発行

レバレッジコンサルティング株式会社代表取締役社長兼ＣＥＯ。現在、生活の拠点をハワイ、東京に置き、一年のうち、ハワイ６カ月、東京３カ月、ヨーロッパ２カ月、残り１カ月をオセアニア、アジアなどで暮らす旅の達人である著者が自らを成長させた旅、クリエイティブに生きるための旅について語る。

おすすめポイント

ハワイに技工所を買おうとしていた時期に読んで刺激を受けた本。本田さんが体験した人生の旅が総括されています。「旅をすることは人生のトレーニングであり、自由に生きるためのエネルギー源でもある」という言葉が心に響きました。旅を通じての35のレッスンになっていて、その他にも影響された言葉がたくさんあります。たとえば、「未知との出会いから人生の選択を増やす」は、まさに私も同じ経験をしてきました。ハワイで出会ったことの多くは「未知」であり、これまでの自分では思いもつかなかったもの。出会ったからこそ、自分の選択肢とすることができたものです。

また「旅はもっとも簡単で効果のあるインプット」などは、子供と旅に行くとよくわかります。旅は子供をとても成長させるんですね。きっと、大人もそういう意識をもっていれば同じように成長できる気がします。

Book GUide 9

本田直之のあたらしいハワイ

本田直之（著）
エイ出版社
2014年7月26日発行

ハワイを楽しむためのノウハウ集。「準備編」「遊ぶ編」「食べる編」にハワイグルメなど、かゆいところに手が届く、ハワイを知り尽くした著者ならではのハワイガイド。

おすすめポイント

ハワイに関する本、ガイドブックも山のように読みましたが、これに出会って「あ、これだけでいいじゃん」と思った1冊です。2014年刊なので、お店の情報などは多少古くなっていますが、それでもハワイを楽しむために〝使える1冊〟といって過言ではありません。

「行きの飛行機は寝ろ」「朝型の生活にしておくと帰国後、体が楽」など、「そんなことまで教えてくれるの？」という実用に特化していて、おすすめです。

Book GUide
10

山下マヌーの
初めてのコンドミニアム
こんなにお得なハワイの遊び方

山下マヌー（著）
メディアファクトリー
2011年9月22日発行

旅行作家の著者ならではの視点で書かれた、暮らすようにハワイを楽しむ指南本。長期滞在や購入までコンドミニアムをキーワードにしたノウハウ本。

おすすめポイント

コンドミニアムに泊まり、近くのスーパーで食材を買い、自分で調理して「住むように暮らす」。ハワイでの長期滞在のアドバイスが丁寧に書いてあります。「そういうハワイの使い方があるんだ」と思わせてくれた1冊で、私もコンドミニアムが欲しくなりました。「コンドミニアムを買うなら」というアドバイスもあり、参考になります。

ただ私の場合、「せっかくハワイに来るのなら、いつも同じコンドミニアムよりもいろんなところに泊まりたい」という結論になり、購入は断念。その結果、ワイキキにあるホテルはほぼ制覇しました。

「いかに安く長くハワイにいるか」、そのアイデアがおしゃれで楽しい。ハワイに住んでいる気分になれる1冊です。

おわりに　ハワイが待っています

3年ぶりのハワイ

２０２２年11月、私はハワイに降り立ちました。まさに3年ぶりのことでした。最後にハワイに行ったのは、２０１９年11月。ハワイ大学での貴重な研修の場に同席させてもらうためでした。

翌２０２０年、世界が新型コロナウィルスの渦に飲み込まれ、３年も行くことができなくなるとは夢にも思っていませんでした。

出入国時のＰＣＲ検査や隔離などの措置が少し緩やかになるや否や、ハワイ行きの飛行機に飛び乗りました。技工所は私が行かなくても何の心配もありませんでしたが、私がただただハワイの空気に包まれたかったのです。

空港の外へ出たときの感覚は、初めてのハワイで感じた感動と何ひとつ変わっていませんでした。

ワイキキは撤退している店もあり、景色が少し変わって見えましたが、私が通っていた地元の人が行くような店は変わらず、店の人も以前と同じ笑顔で迎えてくれました。

日本にいるときは観光大国であるハワイがこのコロナ禍で受けているであろう打撃を思い、暗い気持ちになっていたりもしましたが、ハワイは私が想像する以上に強いのだと思いました。

街を行く人もほとんどマスクをしておらず、「これは、セミナーをやるしかないな」と思いました。

濃密で有益な時間

何よりも、私自身があの濃密な時間を切実に求めていたのです。

日本全国からやってきた素晴らしい先生たちと共に学び、語り合う時間。他のどこにもない、宝物のような時間。

日本でもいろんな先生方とお会いする機会はありますが、ハワイで生み出されるあの空気は残念ながら味わえないのです。

参加される方々のために「少しでも有益な情報を」と毎回、セミナーの内容には苦心していますが、一番、有益なものをもらっているのは私。私が一番楽しみにしているのかもしれません。

それほどに、集まってくださる方々が素晴らしいのです。年商がほぼ同じステージでありながら、それぞれの経営スタイル、得意としていること、これからの展望が違います。

それはそれぞれの経験や情報、アイデアなどが異なることを意味します。「そういうやり方もあるのか」「そういう考え方もあるのか」と、ハワイにいる間、目から何回ウロコが落ちるかわかりません。いくら話しても話したりないほど、夜ごと話題は広がっていきます。

停滞の3年ではなく、進歩の3年

コロナ禍で身動きの取れなかった3年間はよく「停滞（または後退）の3年」と言われます。

しかし、ハワイの歯科業界はその中でも日々進歩を続けていました。久しぶりに開催されるハワイセミナーでは、その進歩の部分をたっぷりと見ていただきたいと考えています。

たとえば、デジタル歯科。CTのデジタル化は日本でもめずらしくなくなってきていますが、ハワイではCCDカメラで口腔内スキャンするところまですでに進んでいます。

これは、日本では印象材というピンクのペーストを数分噛みしめて、歯型を取るところが、あっという間にカメラでスキャンできるということです。

これとCTを組み合わせたものをパソコン上でデータ化し、ラボなどにも送ることができます。

さらに、アメリカでは3Dプリンターで義歯を作るところまでいっています。どんなふうに作られ、それをどのように患者様にマッチさせていくのか、じっくりと見学させていただきたいと準備をしています。

レストランは足で調査

私が主宰するセミナーで好評なのが、食です。これはセミナー内容に負けずとも劣らない充実ぶりと胸を張れます。

現地の人から新しくできた店の情報なども入手し、実際に食べてまわります。店の雰囲気がよく、眺めもよく、もちろん味も抜群。そんな、セミナーで皆さんをご案内するのにうってつけな店を見つけると、うれしくて早くもワクワクしてしまいます。

恒例のバーベキューパーティーの場所もできるだけ「普通は入れない場所」にこだわって選んでいます。1部屋1億円以上する高級コンドミニアムの庭や美しい夜景を独占できる場所など、どんなふうにおもてなしして、参加される皆さんを喜ばせようか、あれこれ考えています。

やはり、私が一番楽しみにし、また楽しんでいるのかもしれません。

智恵の泉

こんな楽しみを提案してくれた『シャラク』の渡部憲裕先生にはどんなに感謝しても感謝し尽くせることはないように思います。

この本をお読みいただいた皆さんには、私がどれほど先生から影響を受けたか、すでにおわかりいただけているでしょう。

先生に出会っていなかったら、分院をつくったはいいけれど日々忙しく、きっと今もまだ「いつかはハワイに住むぞ」と心の奥のほうで思っているだけだったかもしれません。

先生にお会いする前の私と、出会ってからの私とでは比較もできないほど大きく違います。

この場を借りて、改めて心から御礼を申し上げます。

渡部先生にはいつも驚かされます。人生を豊かに生きるアイデアが泉のように湧いてくるからです。どうしてそういうアイデアが湧いてくるのだろう。そして、それを惜しげもなく、私たちに分けてくださるのはどうしてなのだろうといつも思います。

そんな智恵の泉である渡部先生もハワイではリラックスされ、楽しそうにしてくださるのが、私にはとてもうれしいのです。

ホテルのプールサイドで日光浴をしながら、のんびりと話をすると意外な話が聞けたり、素顔がのぞけたりします。

そこでまた新たなセミナーやビジネスのアイデアが生まれたりもするのです。

これから参加される皆さんにもぜひ、そんな体験をしていただきたい。

ハワイでビジネスを考えている人には、直接、アドバイスをしたり、人を紹介したり、なんなら私の技工所のスペースをお貸ししたり、さまざまなお手伝いができます。

全国から集まってくる素晴らしい先生たちも智恵の泉の持ち主ばかりです。皆で、豊かに幸せに生きる方法をハワイで語り、それを実践していきましょう。

あなたが来てくれるのをハワイも待っています！

Mahalo

村瀬俊彦
（むらせ・としひこ）


医療法人社団 千友会　理事長。

東京歯科技工専門学校卒業、東京歯科大学卒業、東京歯科大学大学院修了。東京歯科大学の補綴学講座大学院にて審美領域におけるメタルフリー材料を研究、入れ歯、被せ物（差し歯）を専門に診療を担当。

勤務医を経た後、2011年に千葉県市原市に「むらせ歯科医院」を開業。ユニット２台の小規模な医療環境の中、「リピートしてもらえるシステム作りなくして成功なし」と気づき、開業後すぐに月に1800名の患者を抱えるまでに急成長を遂げる。10年で４つの医院を開設し、毎日300人ほどの患者様が訪れる。

また、日本国内の景気の先行き不安、少子化などの問題を見据え、ハワイに技工所を開設するなど、常に広い視野で歯科業界の未来を見据えた経営を続けている。

本書購入者に
貴重な特典を
プレゼントします！

http://pubca.net/cam/hawaii/

キャンペーン
申込は
こちらから

https://asp.jcity.co.jp/FORM/
?userid=sunriset&formid=197

ハワイが教えてくれた、
豊かな人生と
ビジネスを手に入れる方法

2023年4月27日　初版第１刷発行

著　者　村瀬俊彦
発行者　西潟洸徳
発　行　サンライズパブリッシング株式会社
〒150-0043
東京都渋谷区道玄坂1-12-1
渋谷マークシティW　22階

発売元　株式会社飯塚書店
〒112-0002
東京都文京区小石川5-16-4
印刷・製本　中央精版印刷株式会社

ISBN978-4-7522-9003-2 C0034

プロデュース　水野俊哉
装丁・DTP　本橋雅文（orangebird）
カバー写真　iStock
